DIABETES
SEM MEDO

CB011021

Coordenação e orientação científica
Dr. Leão Zagury

DIABETES SEM MEDO

Texto e orientação didática
Tania Zagury

Planejamento visual e ilustrações
Jorge Guidacci

5ª edição

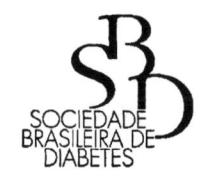

CIP-Brasil. Catalogação-na-fonte
Sindicato Nacional dos Editores de Livros, RJ.

Zagury, Leão

Z23d   Diabetes sem medo: orientação para diabéticos e seus fami-liares
5ª ed.   / coordenação e orientação científica Leão Zagury; texto e orientação
didática Tania Zagury; planejamento visual e ilustrações Jorge Guidacci. – 5ª ed. – Rio de Janeiro: Best*Seller*, 2014.

ISBN 978-85-7684-155-5

1. Diabetes. 2. Diabéticos – Saúde e higiene. 3. Diabetes – Tratamento. I. Zagury, Tania, 1949-. II. Título.

CDD – 616.462
06-1841   CDU – 616.379-008.64

DIABETES SEM MEDO

Editoração eletrônica: DFL

Edição revista e atualizada. Publicado anteriormente
pelas editoras Rocco e Artmed.

Direitos exclusivos de publicação desta edição reservados pela
EDITORA BEST SELLER LTDA.
Rua Argentina, 171, parte, São Cristóvão
Rio de Janeiro, RJ – 20921-380

Impresso no Brasil

ISBN 978-85-7684-155-5

Seja um leitor preferencial Record.

Atendimento e venda direta ao leitor:

mdireto@record.com.br ou (21) 2585--2002

Aos nossos filhos Renato e Roberto.

Tania e Leão

Ao meu filho, Dr. Pedro Guidacci.

Jorge Guidacci

Prefácio

Em meados de 1984 tomei contato com a angústia do desconhecido. Naquela época, início de julho, percebi que havia algo errado com meu filho Henrique: ele urinava muito, tomava água sem parar e comia também excessivamente. Levei-o ao pediatra, que, baseado nas minhas informações, suspeitou que meu filho, na época com sete anos, estivesse com uma doença até então desconhecida para mim – o diabetes.

Após os exames recomendados, no dia 5 de julho – com Henrique em pré-coma – recebemos a confirmação do diagnóstico inicial. Foi horrível! Pensei que jamais sairia da loucura que tomou conta de nossas vidas.

Após cinco dias de hospital, retornamos ao nosso maravilhoso lar. Só que nada mais era tão maravilhoso. Era, isso sim, muito angustiante.

Passados mais 20 dias, Henrique, revoltadíssimo, disse-nos pela primeira vez que queria morrer. Eu chorava e implorava que não falasse mais assim, pois tanto eu como suas irmãs o amávamos muito. Na época, esqueci de todos à minha volta. Só me preocupava com ele.

Dias mais tarde, chegando a casa, encontrei todos sentados para jantar, perplexos. Henrique chorando e, mais uma vez, dizendo que queria morrer. As irmãs, com pena dele, não conseguiam sequer provar a comida e queriam retirar-se da mesa. A consternação era geral. Pedi que ficassem e terminassem a refeição. Meu filho, em pé, à minha frente, chorando, me disse o quanto estava sendo difícil para ele abrir mão do que via seus colegas e as outras pessoas comerem – coisas que ele sempre havia comido – e que agora só podia ficar olhando. Achava mesmo melhor morrer.

Eu o ouvi expressar toda a sua revolta e perguntei-lhe, repentinamente controlada, se tinha mais alguma coisa para dizer. Respondeu-me que não. Consegui não chorar e, disfarçando toda a minha dor, disse-lhe: "Antes que você tome qualquer decisão, quero que saiba que a minha dor é tão grande quanto a sua, porque você é um filho muito, muito querido e amado. Mas não permitirei que este fato destrua toda a nossa família, porque esta seria a maior perda de nossas vidas."

Disse-lhe ainda que haveríamos de aprender a conviver com nossa nova realidade e que os valores de uma vida não se resumem em comer determinadas coisas, mas em saber que o mais importante é ser amado e compreendido por todos. "Pense e nos comunique sua decisão", disse-lhe, "pois saberemos respeitá-la."

No auge dessa crise, o pai de uma colega de minha filha Carolina, que é cardiologista, viu numa revista médica a indicação do livro *Diabetes sem medo* e mandou-me o recorte. Providenciei a compra em São Paulo. Comecei a ler o livro e só parei quando o terminei. Eu o achei maravilhoso.

Dei-o ao meu filho no momento que julguei adequado. Vi-o dirigir-se ao seu quarto e fechar a porta. Após algum tempo, para minha surpresa e felicidade, escutei-o me chamar, gritando: "Mãe, este livro é bárbaro!" Ria, feliz, e dizia que eu tinha razão: ele não estava só. Passado mais algum tempo, Henrique bateu à porta de meu quarto, dizendo: "Mãe, não quero mais morrer, quero viver!" Tinha tomado sua decisão...

Até hoje Henrique guarda o livro com todo o carinho. Quisera eu ter uma filmadora na época para gravar as imagens, porque foram maravilhosas.

As coisas tornaram-se, pouco a pouco, mais fáceis à medida que ele lia o livro e nele se encontrava.

Passados 13 anos, nunca mais o ouvi dizer as terríveis palavras *quero morrer*. Pelo contrário, hoje vive intensamente cada minuto, cada segundo. Pratica esportes e estuda. É bom acordar e saber que estamos vivos, mesmo que existam dificuldades.

A finalidade deste livro, *Diabetes sem medo*, é exatamente mostrar aos portadores de diabetes melito, a seus familiares e a todos que lidam com eles exemplos práticos, conhecimentos e informações objetivas que se referem a situações comuns de nossa vida diária e que constituem subsídios fundamentais para todos os que se depararem com situações idênticas.

Acredito que tais ensinamentos serão úteis a todos, independentemente de orientação profissional ou acadêmica Creio ainda que sua leitura motivará a todos, pelo seu otimismo, a torná-lo parte integrante de suas vidas.

Desejo a todos os seus leitores felicidade e confiança à medida que penetrem no mundo do diabetes.

A presente obra, desde então, faz parte de nossas vidas e com certeza, fará parte do convívio das futuras gerações.

Vanira Sgambaro de Lorenzi

Apresentação

As doenças crônicas, atualmente, são encaradas não como assunto privado, de interesse individual, mas sim como uma responsabilidade da sociedade como um todo.

A Organização Mundial da Saúde (OMS), por exemplo, considera, desde 1975, o diabetes melito um problema de saúde pública.

Quaisquer programas, portanto, que visem equacionar tais problemas devem incluir, além do tratamento médico, a educação desses pacientes.

Para o diabético, especialmente, a educação vem se mostrando um elemento essencial. Em nenhum outro problema de saúde os resultados dependem tanto da aprendizagem do paciente sobre a natureza da doença, os princípios em que se baseia o tratamento, as normas dietéticas gerais, assim como as vantagens do uso da insulina ou dos hipoglicemiantes orais, entre outras coisas. Fundamentalmente, porém, a educação leva à compreensão de que se existe alguma doença na qual a pessoa portadora pode influir decisivamente sobre o seu futuro, é o diabetes melito.

Outro aspecto a se considerar é o de que o tratamento adequado faz desaparecerem os sintomas, trazendo de volta, de forma plena, a sensação de saúde e vitalidade, muito embora se trate de um problema crônico, cujo tratamento, portanto, deve ser contínuo, não podendo jamais sofrer interrupção. Somente um alto grau de consciência e informação conduzirá à continuidade, sem o que ressurgirão os sintomas, levando, por vezes, ao impedimento das atividades do dia-a-dia.

Essa necessidade absoluta de continuidade, de permanência, faz com que o tratamento do diabetes assuma também um caráter eminentemente profilático à medida que o paciente compreende que o controle da glicose no sangue permite evitar as complicações agudas e, principalmente, as crônicas, que são invalidantes.

É essa compreensão ampla que, a nosso ver, só será alcançada quando, associado ao tratamento clínico, houver um trabalho eminentemente educativo.

Esse trabalho educativo, para obter êxito, deve considerar as modernas tendências em educação, que vêm ressaltando a fundamental e imensa distância conceitual entre instruir e educar.

A instrução refere-se à aquisição pura e simples de conhecimentos que são transmitidos. Educar implica uma gama bem mais vasta de aquisições. A tarefa é mais profunda, abrange reflexão crítica e discussão dos aspectos a serem apreendidos nos planos intelectual e afetivo. Por meio dessa postura didática, muito mais consciente e participativa, é que se dá o verdadeiro fenômeno da aprendizagem: a pessoa interioriza, de forma ativa, os conceitos, não apenas os conteúdos. Trata-se de uma aprendizagem integral, que, pretendemos, vai se incorporar à própria personalidade do indivíduo. Essa é a nossa pretensão, nosso objetivo: conscientizar e conseguir a adesão do diabético à participação no controle e no tratamento, de forma que os procedimentos diários venham fazer parte da rotina de sua vida, sem revolta ou autocomiseração, mas com a consciência plena da opção feita – a opção pela sua própria vida.

Com relação a esse objetivo, até certo ponto grandioso, mas que se reveste, antes de tudo, de uma postura filosófica, nossa experiência na educação de crianças e adultos nos levou a decidir pela utilização das formas mais modernas do livro didático, onde a diagramação e a ilustração integram-se ao texto, de modo que o leitor retenha o que constitui a essência da mensagem.

Essa, aliás, foi uma decisão tomada de forma muito consciente: preocupamo-nos não com esgotar toda a temática, mas, pelo contrário, com ressaltar os aspectos essenciais, imprescindíveis à educação do diabético. Evitamos, dessa forma, que a leitura, pelo excesso de informações veiculadas, deixasse de se constituir num elemento motivador até o seu final, ficando ao alcance, inclusive, de crianças a partir de nove ou dez anos de idade.

A decisão de querer o controle e, principalmente, de compreender que esse é o melhor caminho que se apresenta ao diabético constituiu nosso principal objetivo, aliado à idéia de que aprender por meio de uma linguagem moderna, agradável e leve seria a melhor forma de atingir nossa meta.

Leão Zagury

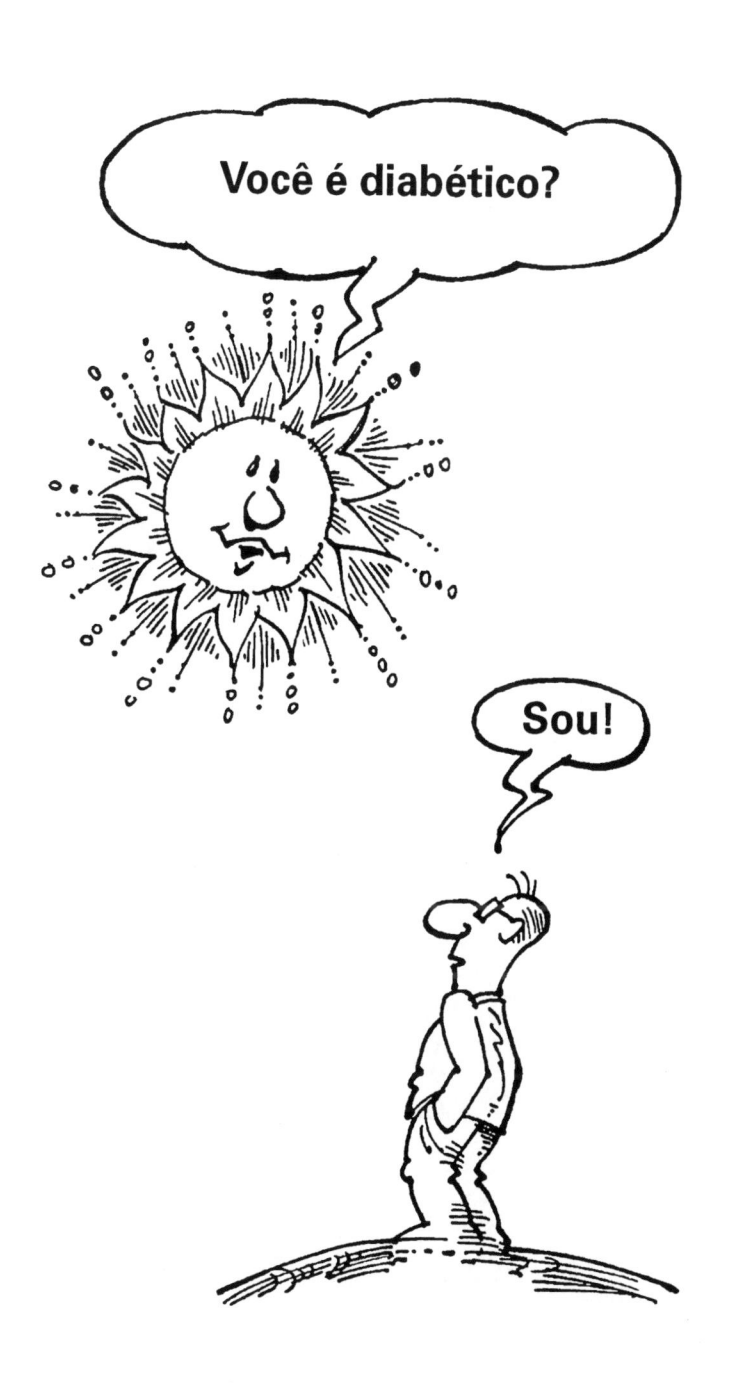

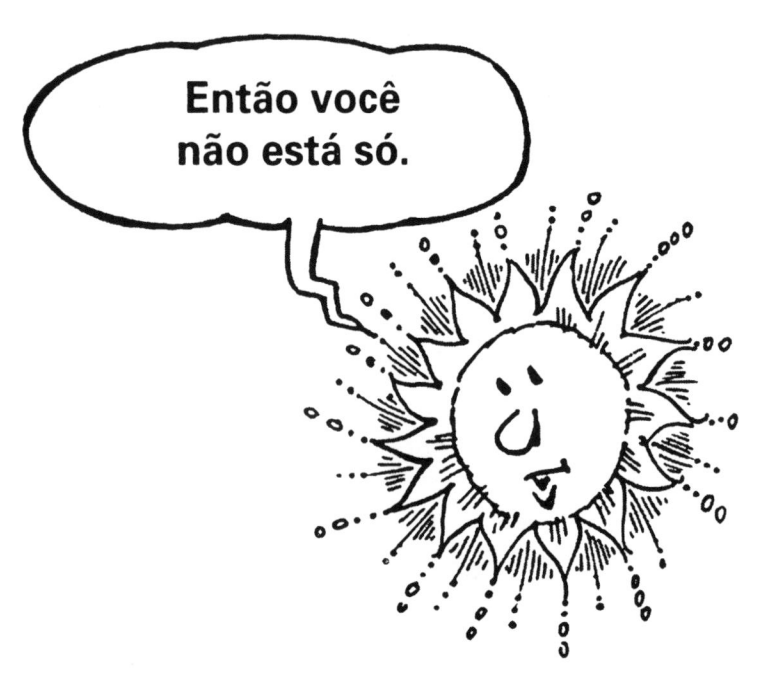

Hoje é possível dizer que aproximadamente 135 milhões de pessoas têm diabetes em todo o mundo.

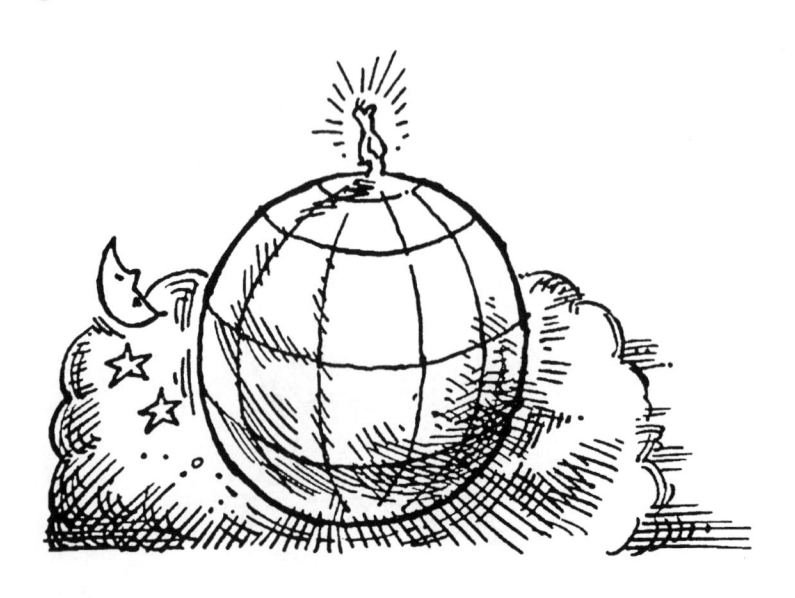

O diabetes tem incidência mundial, independentemente de sexo, cor, raça.

Lembre-se sempre, portanto, de que isto não está acontecendo apenas com você.

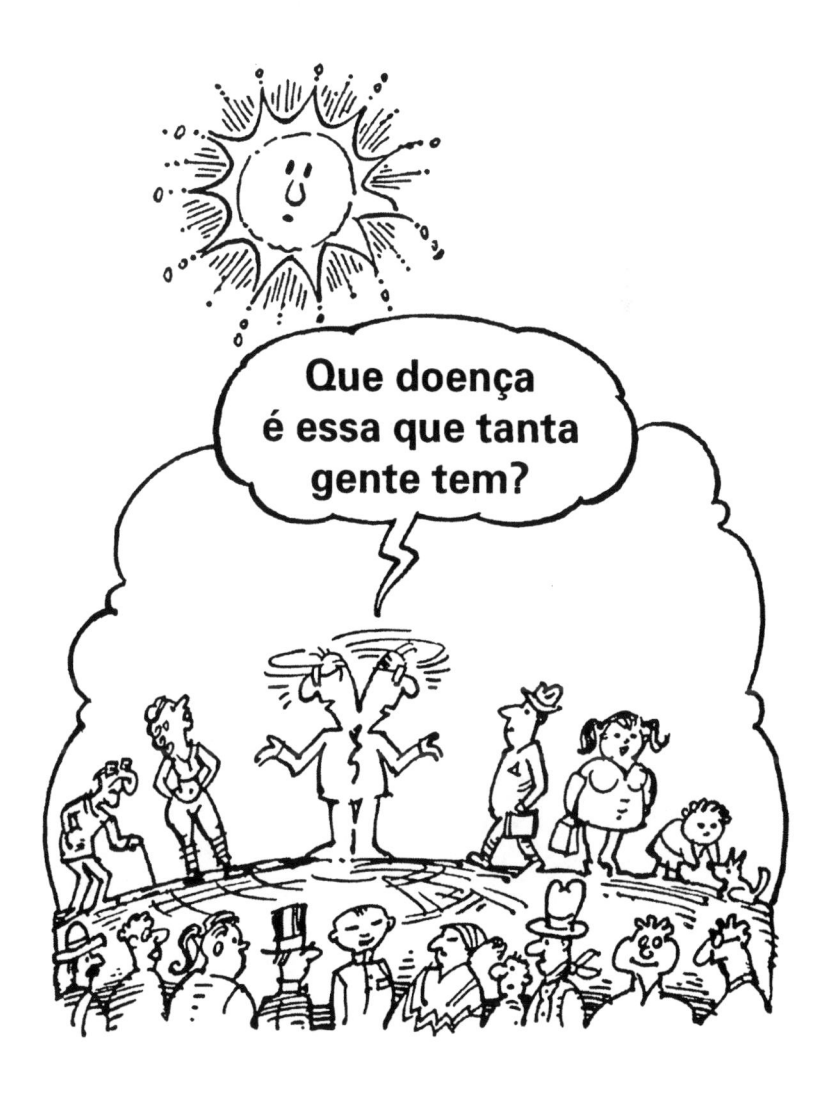

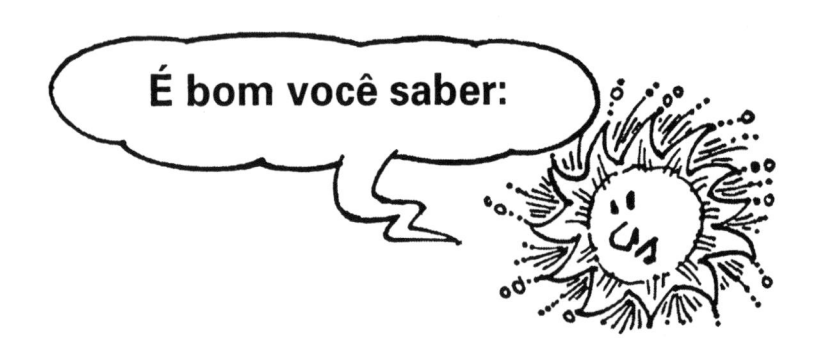

É bom você saber:

O diabetes melito caracteriza-se pela elevação da glicose (açúcar) no sangue acima da taxa normal (hiperglicemia). A taxa normal é de aproximadamente 80 a 110mg%. É causado por fatores genéticos (herdados) e ambientais, isto é, a pessoa, quando nasce, já traz consigo a possibilidade de ficar diabética. Quando, aliados a isso, atuam fatores como obesidade, sedentarismo, infecções bacterianas e viróticas, traumas emocionais, gravidez, etc., a doença pode surgir mais cedo.

Portanto, se você não é diabético, mas na sua família existem diabéticos, evite os fatores de risco, para adiar, ao máximo, o aparecimento da doença.

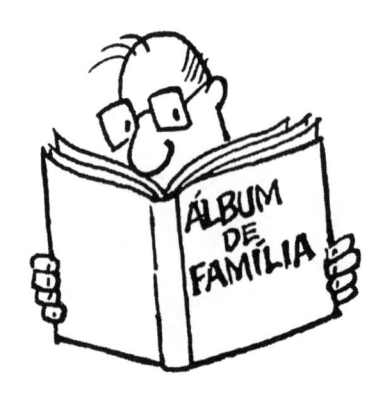

Fatores que podem apressar o aparecimento do diabetes

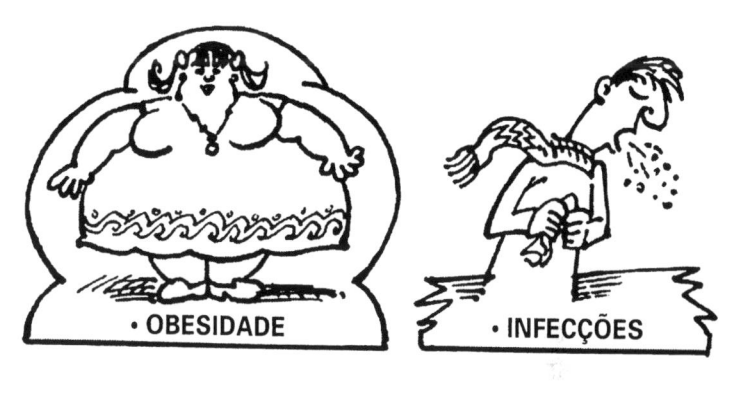

· OBESIDADE

· INFECÇÕES

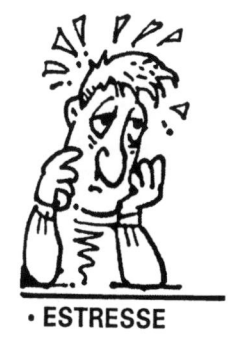

· ESTRESSE

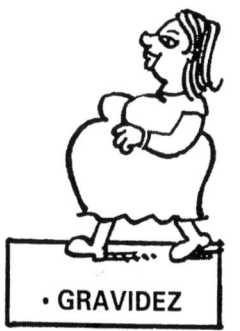

· GRAVIDEZ

· TRAUMAS EMOCIONAIS

· SEDENTARISMO

· CERTOS MEDICAMENTOS

· MENOPAUSA

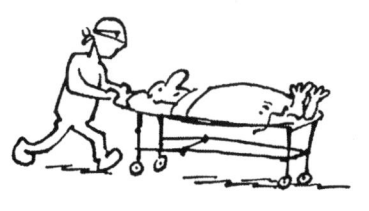

· CIRURGIAS

Você fica diabético quando...

... o pâncreas não produz quantidade suficiente de insulina ou quando há pouca sensibilidade do organismo à ação desta.

O pâncreas é um órgão que, como o fígado, por exemplo, fica no abdômen, e tem duas funções principais: produzir substâncias que atuam na digestão dos alimentos e secretar insulina.

> A insulina é o principal hormônio responsável pela utilização da glicose, o açucar do sangue

Todos os tecidos do organismo humano precisam da glicose para sua nutrição. O cérebro, por exemplo, só se nutre de glicose.

É a insulina que faz com que a glicose penetre nas células e produza energia. A energia, no corpo humano, é o elemento que permite todas as reações químicas e metabólicas, garantindo o funcionamento dos órgãos e dos tecidos do organismo.

Ao se alimentar, as pessoas ingerem açúcares, gorduras, proteínas, vitaminas e sais minerais. Os alimentos são digeridos principalmente no estômago e nos intestinos. São absorvidos e chegam ao fígado. Uma parte se transforma em glicose (açúcar no sangue), que, ao entrar na circulação sangüínea, estimula o pâncreas a produzir insulina, permitindo a adequada utilização da glicose pelo organismo.

> A glicose é a maior fonte de energia do organismo. Todos nós necessitamos de glicose e insulina

Se a produção de insulina falha ou se a insulina não atua como deveria, o nível de glicose sobe no sangue e surge o diabetes melito

> **AÍ VOCÊ:**
> • Sente muita sede
> • Urina muito
> • Come muito
> • **MAS EMAGRECE**

Por quê?

Quando a glicose fica elevada no sangue, passando de 170mg%, esse excesso começa a ser eliminado pela urina. Para que isso possa ocorrer, é necessário que ela seja diluída na urina. Os rins começam, então, a solicitar mais água para fazer essa diluição, retirando-a dos tecidos do organismo. Por isso você passa a urinar muito.

Essa água retirada dos tecidos é necessária e tem de ser reposta. Por isso surge a sede excessiva.

A glicose é o alimento da célula. A insulina é o elemento que leva a glicose para dentro da célula. Se a produção de insulina não é suficiente ou não existe, a célula fica com fome (não produz energia). Portanto, apesar de uma taxa elevada de glicose no sangue, as células não estão produzindo a quantidade de energia necessária. O organismo tenta suprir essa deficiência provocando fome. Com isso o diabético come mais, provoca nova alta da glicose no sangue (hiperglicemia), urina mais, tem mais sede e, novamente, mais fome...

Devido a isso tudo, você pode também sentir...

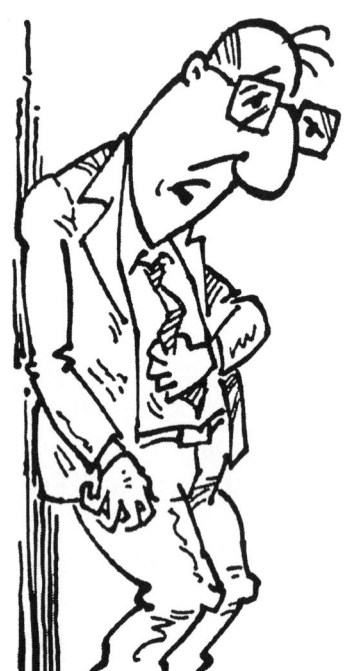

- Sonolência

- Dores generalizadas

- Cansaço físico e mental

- Turvação da visão

- Desânimo

- Indisposição para o trabalho

- Nervorismo

- Câimbras

- Cansaço doloroso nas pernas

- Formigamentos e dormências

Quando você sentir um ou alguns desses sintomas, atenção! Sua glicose pode estar elevada!

Existem dois tipos principais de diabéticos:

TIPO 1	TIPO 2
Os do tipo 1 precisam fazer dieta e usar insulina	Os do tipo 2 também precisam da dieta e de comprimido e, às vezes, também de insulina

Diabetes do tipo 1

Dieta + insulina

Diabetes do tipo 2

Dieta
ou
Dieta + comprimidos
ou
Dieta + comprimidos
+ insulina

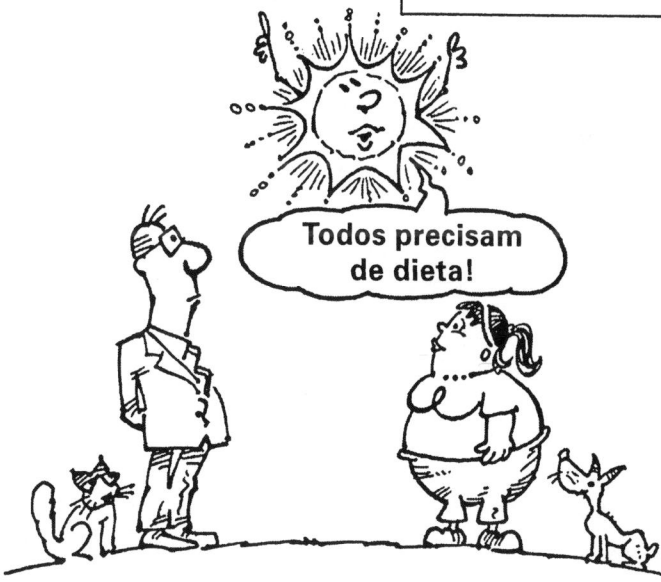

Todos precisam de dieta!

Tipos 1 e 2? Qual a diferença?

É muito fácil entender! Veja:

A insulina, como você lembra, é um hormônio produzido pelo pâncreas e lançado na circulação sangüínea para fazer a glicose penetrar nos tecidos.

Essa é a forma pela qual o organismo mantém a taxa de glicose normal (entre 80 e 110mg%).

Vamos fazer uma comparação para que você entenda melhor?

Imagine uma pia, com torneira e ralo.

A água da torneira representa a quantidade de glicose que o organismo (a pia) está recebendo através dos alimentos. Quando o ralo funciona bem (desimpedido), o nível da água (glicose) se mantém estável. Caso contrário, há elevação e transbordamento.

Para que o ralo funcione bem (permaneça desimpedido) é necessária a presença de uma espécie de detergente – a insulina, na nossa comparação.

Bem, se a qualidade do detergente for boa e a quantidade, suficiente, o ralo se manterá desobstruído (**Figura 1**), tudo certo!

Se o problema for do detergente, na nossa comparação ele teria uma ação menos eficiente. No organismo do homem chamamos isso de resistência à insulina.

Se a qualidade do detergente for piorando, com o tempo acaba comprometendo a qualidade da ação, e, apesar de o indivíduo ter detergente (insulina em grandes quantidades), o ralo ficará, aos poucos, obstruído. Nesses casos, não será preciso qualquer medicamento, bastando apenas reduzir o peso e praticar exercícios para que a ação da insulina melhore. Algumas vezes, é possível recomendar um medicamento que melhore a ação da insulina, ou seja, no nosso exemplo, que melhore a qualidade do detergente; outras vezes, que aumente a quantidade do detergente.

Entretanto, se faltar um pouquinho de detergente (insulina), o ralo ficará parcialmente obstruído (**Figura 2**), elevando o nível de água (glicose). Essa pequena falta ainda poderá ser suprida no tratamento apenas com dieta, o que, no exemplo, significaria diminuir a entrada de água (glicose).

Havendo uma deficiência um pouco maior, digamos uns 50%, aí já será preciso utilizar, além da dieta, os comprimidos, que, de acordo com o tipo, atuam de várias formas: estimulam a produção de insulina, melhoram sua atuação nos tecidos, ou ainda diminuem a produção de glicose pelo fígado.

Se o detergente faltar de todo, causando a obstrução do ralo (**Figura 3**), isto é, se a produção de insulina pelo pâncreas se esgotar totalmente, temos que providenciar auxílio externo – insulina por meio de injeções subcutâneas.

Em todos os casos, como você vê, a dieta será sempre necessária. O diabético presta a si mesmo uma grande ajuda não ingerindo açúcar ao se alimentar, porque assim evitará, quase sempre, um aumento grande no volume de água que a pia recebe.

Veja o desenho:

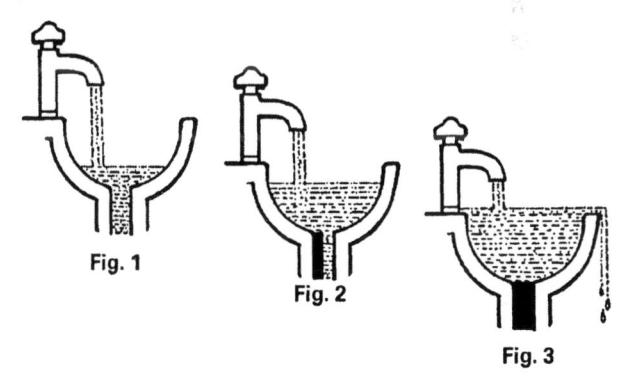

A Figura 2 representa o diabético do tipo 2 (não necessita de insulina, a não ser em determinados momentos). A Figura 3 representa o diabético do tipo 1 (que precisa sempre de insulina).

Quanto mais você souber sobre diabetes, melhor, porque:

O conhecimento sobre diabetes o leva a controlar melhor a glicemia – nível de glicose (açúcar) no sangue.

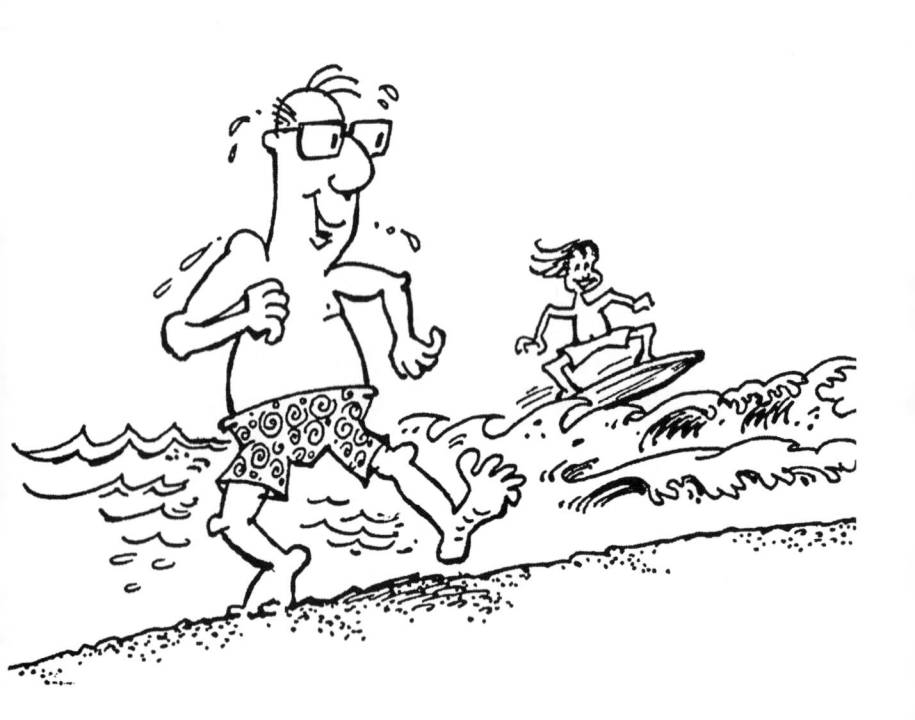

Melhor qualidade de vida!

O melhor controle tem muitas vantagens!

De imediato, você vive melhor, porque:

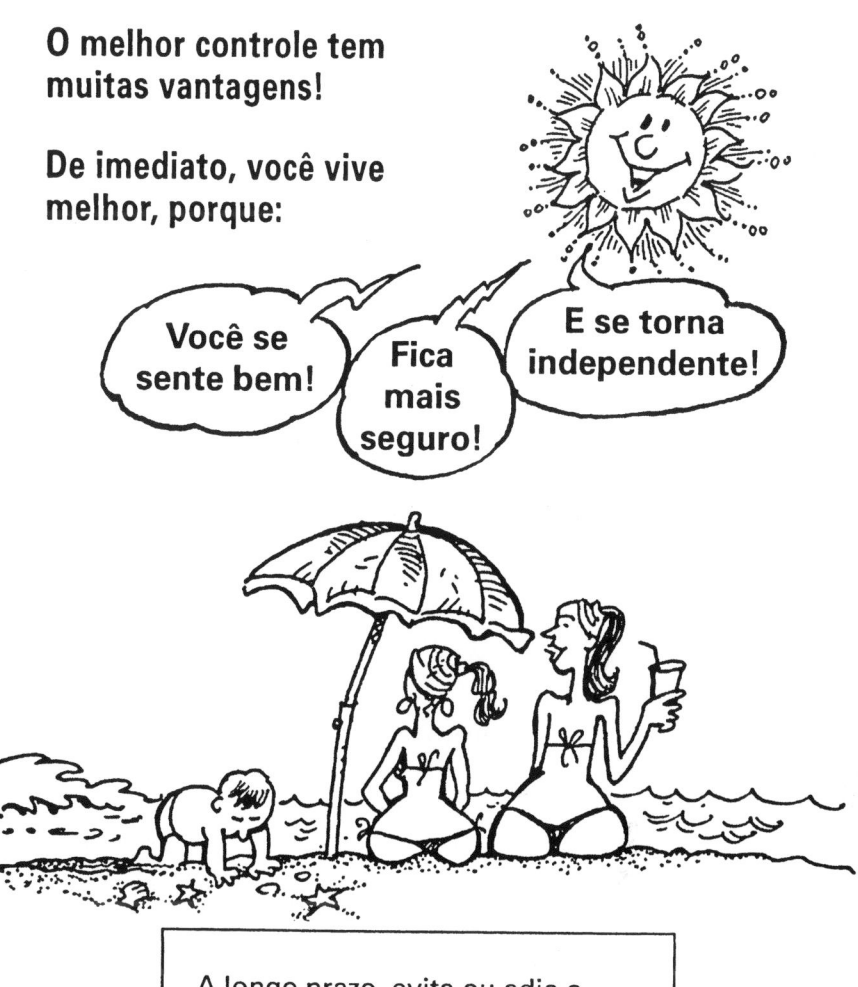

Você se sente bem!

Fica mais seguro!

E se torna independente!

A longo prazo, evita ou adia o aparecimento das complicações causadas pelo mau controle:

- Problemas de visão (retinopatia);
- Problemas renais (nefropatia);
- Problemas neurológicos (neuropatia) e outros.

O diabético bem instruído,

isto é, o diabético bem orientado, ou seja, que conhece os aspectos mais importantes do seu tratamento e os cumpre, está interferindo positivamente no seu próprio destino.

Durante muitos anos os médicos tiveram dúvidas sobre se a glicose elevada poderia ser a causa das complicações do diabetes. Sabemos hoje seguramente que se a glicose no sangue permanecer elevada ao longo dos anos, a probabilidade de se desenvolverem problemas renais, oculares e neurológicos é muito grande. É preciso que o diabético tenha essa convicção e transforme em realidade a luta para conservá-la dentro dos limites da normalidade.

Para estar convencido disso necessita saber que uma importante pesquisa realizada ao longo de dez anos nos Estados Unidos (Investigação sobre Controle e Complicações do Diabetes [DCCT]), por volta dos anos 1983-90, demonstrou de forma muito clara que níveis de glicemia próximos da normalidade diminuem drasticamente ou até mesmo evitam as complicações do diabetes. Esse estudo foi tão importante que se tornou um marco. Dele participaram cerca de 1.500 pacientes voluntários que, usando várias aplicações diárias de insulina, fizeram o que chamamos de monitoração da glicemia, quer dizer, dosaram várias vezes ao dia a glicose no sangue, procurando manter a glicemia o mais próximo possível da normalidade. A glicemia era medida entre três e cinco vezes por dia. Os resultados foram maravilhosos! Um dos mais espetaculares foi com relação à retinopatia (problemas de visão), que apresentou redução de 76% na possibilidade de se manifestar. Houve também diminuição de 54% no risco de progressão da retinopatia em quem já apresentava algum nível de lesão. Portanto, iniciar um programa de controle do diabetes, em qualquer estágio, é muito importante e só traz vantagens!

Resultados extraordinários também foram confirmados com relação a problemas renais e neurológicos.

Desse modo foram esclarecidas dúvidas no que diz respeito aos diabéticos do tipo 1, mas permaneceram dúvidas relativas aos diabéticos do tipo 2.

A solução veio com um estudo realizado na Inglaterra, o United Kingdom Prospective Diabetes Study (UKPDS), que demonstrou de forma inequívoca que níveis glicêmicos mantidos próximos ou dentro da normalidade reduzem a possibilidade de se instalarem as complicações secundárias nos diabéticos do tipo 2.

Em outras palavras, o bom controle diminui muito a chance de aparecerem problemas nos rins, nos olhos e nos nervos.

O estudo também provou a importância de se manter sob controle rigoroso o nível da pressão arterial.

Conclusões: quanto melhor você controlar o diabetes, menores as possibilidades de vir a ter qualquer complicação.

Mas para conseguir o melhor controle, só participando ativamente do tratamento, e para isso só compreendendo o que se passa com você.

Resumindo:

> Esses estudos demonstraram que manter a glicemia e a pressão arterial o mais próximo da normalidade, pelo maior tempo possível, reduz muito a possibilidade de surgirem complicações renais, vasculares, neurológicas e oculares, além de diminuir de forma importante a possibilidade de ocorrerem infarto do miocárdio e acidente vascular cerebral (AVC).

Aprender sobre diabetes melhora o controle e *torna a vida melhor*

Já que estamos de acordo sobre a importância de aprender, mãos à obra!

Primeiro vamos aprender sobre o controle da glicemia, ou seja, como proceder de forma a tentar manter o nível de glicose no sangue dentro da faixa de normalidade pelo maior tempo possível.

O bom controle da glicemia é fruto da combinação adequada de vários fatores:

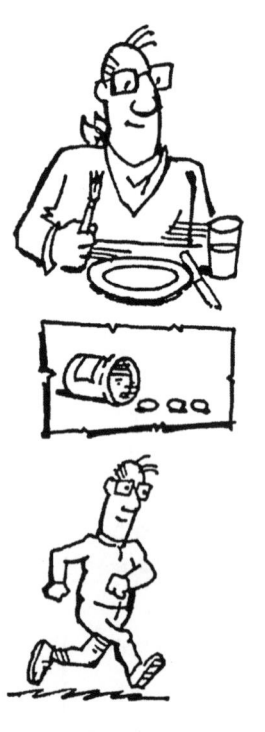

- Consultar regularmente seu médico

- Cumprir a dieta prescrita

- Tomar regularmente os comprimidos e aplicar a insulina receitada

- Fazer exercícios físicos adequados e bem dosados

- Fazer os exames de sangue sistematicamente

O bom controle está, portanto, diretamente ligado à dieta que será prescrita pelo médico para cada diabético, atendendo às características do caso. Existem certas coisas sobre dieta que você pode e deve saber:

Regras básicas da dieta do diabético

1. NÃO USAR AÇÚCAR rotineiramente (carboidratos simples concentrados): balas, doces, bombons, chocolates, refrigerantes, bolos, chicletes, etc.

PORQUE:
Por serem formas simples e concentradas, esses alimentos são rapidamente absorvidos, provocando uma rápida elevação do nível de glicose no sangue e, conseqüentemente, solicitando um rápido aumento da secreção de insulina para metabolizar (utilizar) essa glicose. No caso do diabético, existindo deficiência de produção de insulina, tal não ocorre, e a glicose permanece elevada (hiperglicemia).

Atualmente é permitido aos pacientes bem controlados consumir pequenas porções de açúcar, desde que apliquem dose extra de insulina.

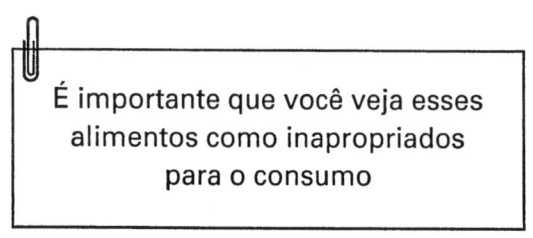

É importante que você veja esses alimentos como inapropriados para o consumo

Mas não fique preocupado!

Certamente você já ouviu muita gente dizer que está fraco porque não comeu açúcar. A verdade, porém, é que, fazendo a dieta que o seu médico lhe prescreve, você está comendo açúcar, sim, mas sob outras formas, mais naturais. As frutas, os legumes e os cereais, todos contêm açúcar em maior ou menor proporção, de modo que, seguindo uma dieta balanceada, bem dosada, suas necessidades orgânicas de glicose estarão supridas, e de uma forma muito mais saudável e natural.

Sem dúvida, essa renúncia é uma das partes mais difíceis na aceitação do diabetes. Existe toda uma sociedade estruturada afetivamente em torno do consumo de açúcar: qual de nós não recebeu balas ou bombons de pessoas queridas? Entretanto é preciso lutar! O esforço será compensador.

Você sabia que somente no século XV é que o açúcar (uma especiaria) começou a ser utilizado na Europa e, por ser muito caro, apenas pelos nobres? Mais tarde, com o aumento da produção e seu conseqüente barateamento, a população de todo o mundo passou a consumi-lo. Hoje, o número de diabéticos é muito maior que então, e cresce dia a dia...

Deixar de comer açúcar será útil não somente pelo fato de você ser diabético. Todas as pessoas que o fizerem estarão diminuindo bastante, por exemplo, o risco de adquirirem arteriosclerose, com suas conseqüências negativas (entupimento de artérias, determinando infartos, acidente vascular cerebral [AVC], etc.).

A maioria dos doces é preparada com adição de grande quantidade de gordura, principalmente colesterol, que sabidamente aumenta a possibilidade do desenvolvimento de arteriosclerose.

Além disso, atualmente, você já conta com inúmeros produtos dietéticos de boa qualidade, cujo sabor é praticamente igual aos que contêm açúcar, como, por exemplo, os refrigerantes dietéticos.

Acostume-se a usá-los! Eles não lhe farão mal algum!

2. NÃO DEIXAR DE FAZER TODAS AS REFEIÇÕES PRESCRITAS SE VOCÊ TOMA COMPRIMIDOS HIPO-GLICEMIANTES ORAIS OU INSULINA

Quando um indivíduo não-diabético ingere alimentos, o pâncreas secreta insulina na quantidade necessária ao aproveitamento da glicose pelo organismo. Isso ocorre sempre que se come.

O fato de o diabético utilizar comprimidos hipoglicemiantes orais ou insulina faz com que a ação hipoglicemiante (de baixar a glicose no sangue) desses medicamentos se mantenha, independentemente da ingestão ou não de alimentos. Assim, se você deixa de fazer uma das refeições, os medicamentos continuam agindo e podem provocar uma redução da glicemia (açúcar no sangue) para níveis inferiores aos normais (hipoglicemia).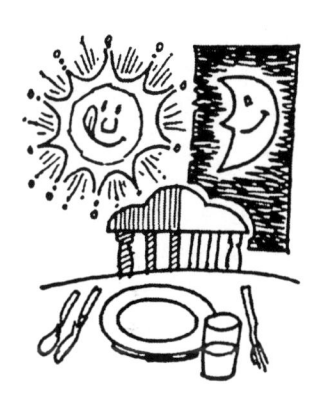

3. RESPEITAR A QUANTIDADE DE ALIMENTOS PRESCRITOS NA SUA DIETA

O ser humano, em geral, para realizar suas tarefas diárias, das mais simples às mais complexas (respirar, falar, levantar pesos), necessita de energia. Essa energia provém dos alimentos. A energia que os alimentos liberam é medida em calorias, assim como a distância entre dois pontos o é em centímetros ou metros, por exemplo. Cada indivíduo necessita de certo número de calorias diárias, maior ou menor, de acordo, principalmente, com sua atividade física – um carregador de sacos de cimento precisa de mais calorias por dia do que um professor. Esse número de calorias é que vai constituir o valor energético total (VET) da dieta. Portanto, o valor calórico total varia de pessoa para pessoa, e pode variar até para a mesma pessoa se as suas atividades se modificarem, aumentando ou diminuindo.

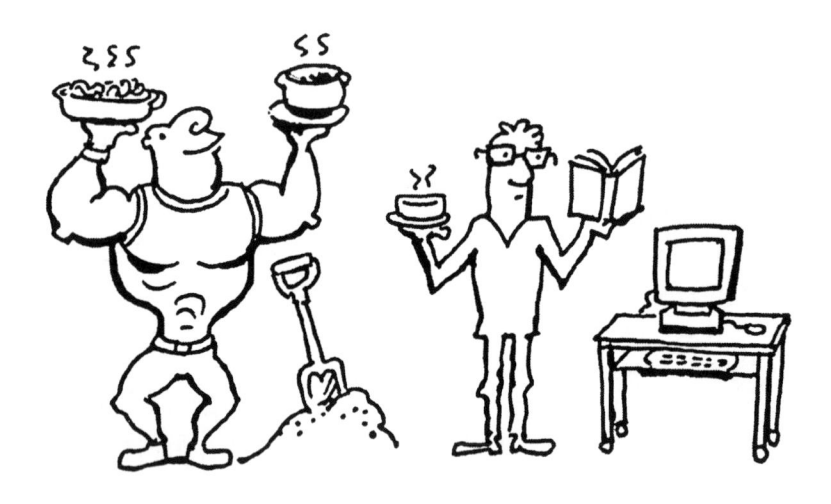

Se você come muito e tem pouco gasto de energia, há sobra de calorias, que vai sendo armazenada – então você engorda.

Se você está gordo e quer emagrecer, tem de comer menos do que a sua necessidade energética, para que o organismo vá buscar nos seus depósitos as calorias guardadas – então você emagrece.

Com relação ao valor energético total (quantidade de alimentos prescritos), a dieta do diabético é igual à do indivíduo não-diabético.

4. OBSERVAR AS LEIS BÁSICAS DA ALIMENTAÇÃO

O cientista argentino Escudero estabeleceu quatro leis básicas da alimentação: quantidade, qualidade, harmonia e adequação. A quantidade é necessária para saciar a fome; pela lei da qualidade, a alimentação deve conter os nutrientes necessários, ou seja, proteínas, carboidratos, gordura, vitaminas e sais minerais; pela lei da harmonia, os nutrientes devem estar distribuídos de forma equilibrada; a adequação indica que os alimentos devem ser adaptados às características individuais e ao clima.

Entre as necessidades alimentares existem aquelas absolutamente imprescindíveis, como a de ingerir proteínas, que são os componentes básicos da carne e do peixe.

Os vegetais são excelentes fontes de vitaminas e sais minerais, além de fornecerem fibras, essenciais para o funcionamento harmônico do tubo digestivo. Os carboidratos e as gorduras constituem basicamente fontes de energia.

Uma dieta equilibrada (balanceada) deverá conter todos esses elementos, só que em proporções diferentes.

No caso do diabético, a proporção recomendada tem sido, aproximadamente:

- proteínas (carne, leite, ovos, peixe, queijo): 12% a 15%;
- carboidratos (pão, cereais, arroz, batata): 50% a 65%;
- gorduras (manteiga, óleo, azeite): 20% a 30%.

Dieta por contagem de carboidratos

Os estudos sobre contagem de carboidratos para diabéticos tiveram início em 1983, no estado de Minnesota, nos Estados Unidos. Com a melhor compreensão do processo de absorção dos alimentos ingeridos demonstrou-se que a ingestão dos carboidratos é a principal responsável pela elevação da glicose no sangue e que os outros nutrientes pouco ou quase nada interferem nesse processo. Desse modo, tornou-se possível determinar quanto um certo número de gramas de carboidratos faz aumentar o nível de glicose no sangue, e compreender que essa relação varia de indivíduo para indivíduo e que até mesmo pode ser diferente em diferentes momentos do dia.

Os carboidratos ingeridos fazem a glicose subir rapidamente no sangue, cerca de 15 minutos após o início da ingestão dos alimentos. Duas horas depois, quase todos os carboidratos já estão convertidos em glicose. O mesmo não acontece com os outros nutrientes calóricos. O mais importante para os diabéticos é a quantidade total de carboidratos consumidos, não a qualidade, como se pensava. Isto é, sua glicemia vai subir mais dependendo de quantos gramas de carboidratos você ingerir.

Essa dieta, quando associada à insulinização adequada, libera os diabéticos da rigorosa observação dos horários a que são obrigados. É também uma dieta das mais práticas, que permite a inclusão de mais alimentos, além de facilitar a freqüência a restaurantes, aproximando-se muito dos hábitos de vida e alimentação da maioria das pessoas.

Para poder utilizar esse tipo de dieta é preciso aprender a avaliar a quantidade de carboidratos em gramas a partir dos alimentos que serão ingeridos e, daí, estimar, de acordo com a orientação do seu médico, quantas unidades de insulina de ação rápida devem ser aplicadas para impedir a elevação exagerada da glicose no sangue. De forma geral, para metabolizar 15 gramas de carboidratos é necessária uma unidade de insulina de ação rápida. No início o paciente precisa se apoiar em uma tabela de alimentos que relaciona a medida caseira com gramas de carboidratos, como a que apresentamos na **Tabela 1**.

> Essa dieta está sendo introduzida no tratamento dos diabéticos aos poucos e logo a maioria poderá se beneficiar dessa nova maneira de se alimentar.

TABELA 1 – ALIMENTOS

Alimentos	Medida caseira	Carboidratos (em gramas)
Abacate	1 colher de sopa	5
Amendoim torrado	1 colher de sopa	4
Barra de cereais	1 unidade	18
Biscoito de maisena	1 unidade	4
Chocolate quente	1 xícara de chá	16
Figo	1 unidade grande	11
Goiaba	1 unidade pequena	17
Pão francês	1 unidade	28
Uva do tipo itália	10 unidades	15

Abaixo segue um exemplo:

- 1 prato raso de macarrão à bolonhesa – 41 gramas de carboidratos
- 1 salada de agrião e palmito – 1 grama
- 1 ameixa fresca pequena – 4 gramas
- Total – 46 gramas

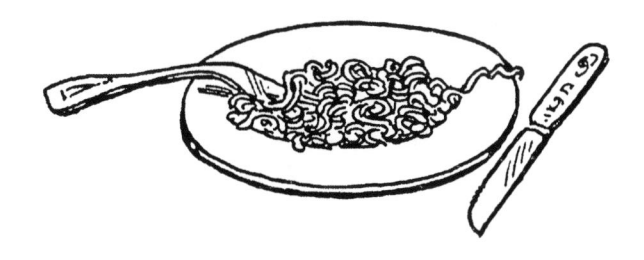

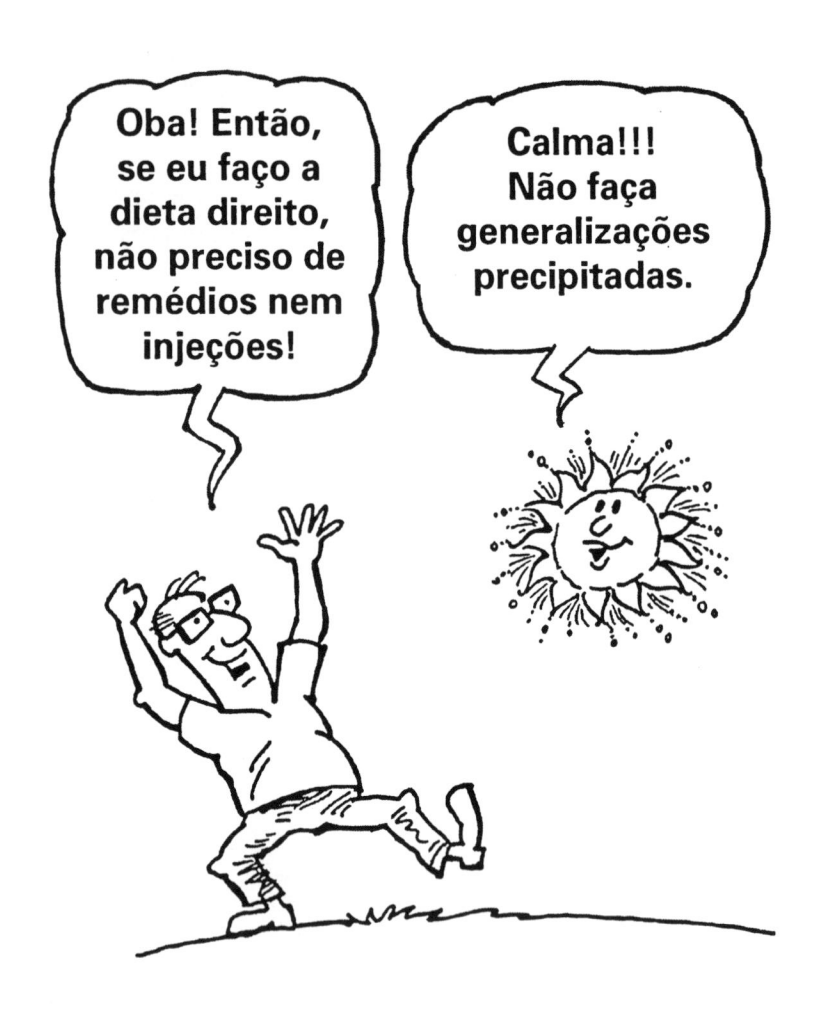

Como já vimos, no exemplo das pias, apenas dieta pode, às vezes, não ser suficiente, mas, sem cuidar da sua alimentação, seguramente você não vai obter o controle desejado! Quem vai determinar se, além da dieta, serão necessários comprimidos ou insulina é o seu médico, levando em conta as suas dosagens de glicose no sangue: os comprimidos e a insulina muitas vezes são fundamentais.

Nem os comprimidos nem a insulina curam o diabetes. Eles têm a função de normalizar a glicemia. Quer dizer: agem durante certo período de tempo, a cada vez que os comprimidos são ingeridos ou a insulina é aplicada.

Daí a necessidade de serem utilizados regularmente – todos os dias.

O uso de comprimidos tem sido de mais eficácia no caso de diabéticos que tiveram o início da doença com mais de 40 anos. Os jovens, as crianças e as pessoas magras não obtêm bons resultados com esse tipo de medicação.

Existem diferentes tipos de comprimidos usados no tratamento do diabetes. Até o momento são usados quase que só nos diabéticos do tipo 2.

Sobre os comprimidos, lembre-se:

Os comprimidos não são insulina oral e agem de maneira inteiramente diferente desse hormônio. Os diferentes tipos de comprimidos também atuam de forma diversa no organismo.

Veja:

Alguns diminuem a absorção da glicose no tubo digestivo, não permitindo que ela se eleve no sangue; outros estimulam a produção de insulina pelo pâncreas; outro grupo tem sua principal ação inibindo a produção de glicose pelo fígado e ainda outro melhora a ação da insulina.

Esses medicamentos podem ser usados em conjunto ou separadamente. A prescrição dos comprimidos para o tratamento do diabetes deve ser feita pelo médico assistente, porque existem indicações precisas que devem ser observadas. Portanto, não tome sozinho a iniciativa de trocar um comprimido por outro.

Agora, sobre a insulina:

Alguns casos exigirão a utilização diária de injeções de insulina, o que, embora à primeira vista seja desagradável, é sem dúvida uma situação incomparavelmente melhor do que a fase anterior à síntese desse hormônio, quando a grande maioria dos diabéticos vinha a falecer por coma diabético e desnutrição. A partir da descoberta e da utilização da insulina, em 1921, por Banting e Best, essas situações vêm se tornando cada vez mais raras.

Vai depender muito de você! Veja só:

Muitos foram os pacientes que se beneficiaram com a descoberta da insulina, entre eles Randall G. Sprague, que, tendo ficado diabético com 15 anos, graças ao uso da insulina formou-se em medicina, tornando-se autoridade mundial em diabetes. Aos 66 anos de idade, dizia:

"Até a presente data, calculo que tenha tomado mais de 36 mil injeções de insulina. Se continuar com boa sorte e boa saúde, espero tomar mais alguns milhares."

Meu paciente Cândido Nei de Andrade (diabético há mais de 45 anos) afirma:

"Se eu voltasse a viver uma segunda vida e Deus me impusesse uma doença, eu escolheria novamente o diabetes. Respeito-o enormemente, mas por isso mesmo acostumei-me a conviver com ele (...). Além disso, não dói, não cheira mal e não deforma (...)."

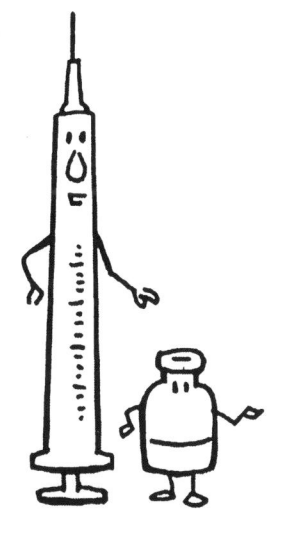

– Aprender a usar corretamente insulina é parte importante do seu tratamento: é preciso saber pelo menos quais os tipos mais comuns no Brasil, como medir e aplicar corretamente e como ajustar sua dose. Você não vai querer ficar dependendo sempre de outras pessoas, certo?

> **O que você vai aprender sobre insulina:**
> • Tipos
> • Tempo de ação
> • Como medi-la
> • Como aplicá-la

A insulina pode ser útil, mas será que não daria para tomá-la pela boca? Esse negócio de injeção todo dia é muito chato!

A insulina não pode ser ingerida, tem que ser injetada, porque as enzimas, que são fermentos existentes no tubo digestivo, destroem-na, impedindo sua absorção. Daí a necessidade das injeções.

E não faz mal utilizar sempre? Não vai me viciar? Vou ter que tomar a vida toda?

Ei! Uma pergunta de cada vez!

Muitas pessoas têm medo de utilizar medicamentos regularmente, e ainda mais por longos períodos de tempo. Mas o tratamento do diabético muitas vezes inclui, de forma insubstituível, o uso diário de injeções de insulina:

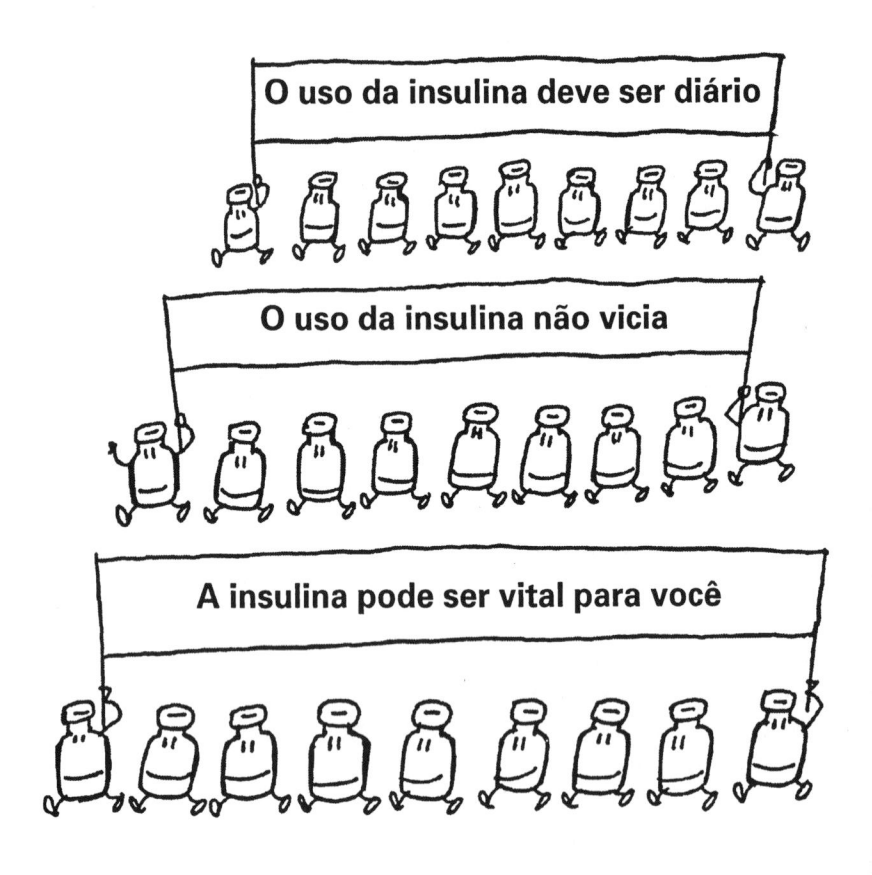

E, principalmente, ela só lhe será benéfica!

Porque...

1º – Ela vem suprir seu organismo do hormônio que ele não produz, isto é, seu organismo não fabrica ou não produz a quantidade necessária de insulina, que é um componente natural do organismo e sem o qual não se vive.

2º – Sendo um elemento natural, não vicia; pelo contrário, auxilia a manutenção da integridade do organismo. Quando se usa insulina, ela atua em substituição à que o organismo não produz.

3º – Você aplica insulina, o organismo a utiliza, e no dia seguinte precisa aplicá-la de novo... Daí a necessidade do uso diário.

4º – A insulina utilizada adequadamente só lhe será benéfica. Ao contrário do que muitos pensam, ela não ataca os órgãos; o que vai causar prejuízo aos órgãos é o mau controle do diabetes (a glicose elevada ou hiperglicemia).

Tipos

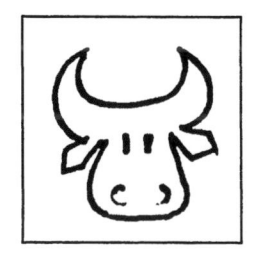 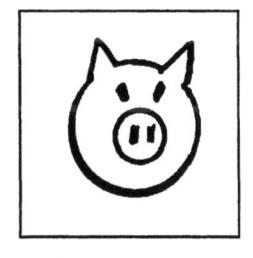 

AS INSULINAS COMERCIALIZADAS SÃO DE ORIGEM ANIMAL E HUMANA

As de origem animal são produzidas a partir de cristais obtidos do pâncreas do porco e do boi. A insulina que mais se assemelha, na sua fórmula química, à do homem é a do porco. Entretanto, tanto a bovina como a suína têm ação terapêutica equivalente, quer dizer, quando aplicadas nos seres humanos fazem a glicose baixar no sangue.

Há alguns anos essas insulinas vêm sendo gradualmente substituídas por insulinas humanas, isto é, produzidas por engenharia genética por meio do treinamento da bactéria *Escherichia coli*, normalmente encontrada no tubo digestivo dos seres humanos, para produzir insulinas cuja fórmula é igual à da insulina produzida no organismo humano. Estas últimas são melhores por não provocarem a produção de anticorpos contra ela própria quando aplicadas e por diminuírem substancialmente certas reações, como a lipodistrofia, uma depressão que pode se formar no local onde se aplica a insulina.

Tempo de ação

As insulinas comerciais (compradas na farmácia) estão classificadas de acordo com o seu tempo de ação, isto é, o período de tempo em que permanecem mantendo a glicose em níveis mais baixos no organismo:

- rápida;
- intermediária;
- prolongada.

Hoje, praticamente, só podem ser encontradas no Brasil as duas primeiras.

> É muito importante que você reconheça a diferença entre elas

Para isso você precisa saber:

As insulinas de ação rápida têm sempre estampado no rótulo a letra R, são transparentes como a água e, após a aplicação:

- o início da ação ocorre aproximadamente em 30 minutos;
- têm ação máxima entre duas e quatro horas;
- a duração da ação é de cerca de seis a sete horas.

As de ação intermediária têm estampado no rótulo a letra N (NPH) ou L (lenta) e são turvas; por isso devem ser agitadas suavemente antes de serem aplicadas.
Saiba que, após a aplicação:

- o início da ação ocorre depois de uma a três horas;
- a ação máxima ocorre entre oito e 12 horas;
- a duração da ação é de cerca de 20 a 24 horas.

Você deve ter percebido que a diferença entre elas é o tempo de ação no organismo. Cada uma tem um tempo para começar a agir, um tempo para alcançar sua ação máxima e um tempo de atividade no organismo.

As insulinas podem ser misturadas quando recomendado pelos médicos ou podem ser adquiridas previamente misturadas. Nesse caso, os diferentes percentuais devem vir indicados no rótulo, como, por exemplo, 90% de insulina N e 10% de insulina R.

Modernamente, em geral se prescrevem duas ou três aplicações de insulina de ação intermediária ou prolongada, misturadas ou não à insulina de ação rápida.

Pode haver necessidade de se utilizarem, além das insulinas de ação intermediária ou prolongada, aplicações extras de insulina de ação rápida.

Entre a aplicação e o início da ação da insulina, durante 30 minutos a pessoa fica sem cobertura, por isso, hoje em dia, utilizamos os análogos da insulina.

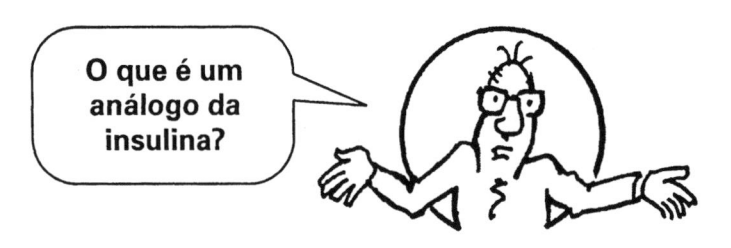

> **O que é um análogo da insulina?**

É uma insulina que foi alterada pelos cientistas para modificar o tempo de ação. Assim, temos hoje, por exemplo, os análogos conhecidos como lispro e aspart, que começam a baixar a glicose no sangue imediatamente após sua aplicação.

Outro grande progresso para os diabéticos foi alcançado quando se conseguiu o análogo glargina, que tem ação prolongada (cerca de 24 horas), com a vantagem adicional de atuar de forma contínua, sem picos de ação, isto é, sem momentos em que a ação é mais intensa do que em outros.

O uso desse análogo associado aos de ação ultra-rápida e dieta por contagem de carboidratos aumenta muito a possibilidade de controlar adequadamente a glicemia, melhorando também a qualidade de vida dos diabéticos.

Não é um progresso incrível?

Como você já sabe, o uso da insulina tem como objetivo manter o nível de glicose no sangue o mais próximo da normalidade pelo maior tempo possível.

Vários fatores influem no aumento ou na diminuição da glicemia (nível de açúcar no sangue), como a alimentação, os exercícios, as infecções, o estresse. Assim, a necessidade de insulina não será, portanto, sempre a mesma, sendo o ajuste da dose absolutamente necessário. Isto é, às vezes você pode ter que aplicar uma quantidade maior de unidades e, outras vezes, uma quantidade menor.

Atualmente, no Brasil, temos à disposição insulinas humanas e análogos de insulina, ambos produzidos por engenharia genética e altamente purificados, ou seja, não contêm substâncias que podem provocar formação de anticorpos. Isso reduz muito o risco de reações alérgicas. Mesmo as insulinas de origem animal, ainda encontradas no país, são de muito boa qualidade e também altamente purificadas.

Todo diabético poderá ter, em algum período da vida, que utilizar insulina (regularmente ou em emergências).

Em todo o mundo as insulinas são medidas em unidades internacionais (UI), que indicam sua capacidade (potência) para baixar a glicose no sangue. O seu médico vai lhe receitar determinado número de unidades de um tipo de insulina a ser aplicada em certo horário.

A insulina comercializada é apresentada em frascos com rótulos que indicam seu nome comercial, seu tipo e sua concentração. O tipo, como já vimos, indica o tempo de ação. A concentração indica o número de unidades por centímetro cúbico.

No Brasil, a partir de 1989, todas as insulinas produzidas têm concentração U-100.

Na hora de comprar insulina, leia com atenção o rótulo, para saber se estão lhe fornecendo exatamente a que o seu médico receitou. Observe a data de validade e o tipo.

> Não se esqueça de escolher as farmácias que armazenam a insulina em geladeira. Não compre as que estiverem armazenadas nas prateleiras. Com o calor, elas perdem a potência e podem não produzir o resultado desejado.

> ## E como vou fazer esse ajuste?

Esse ajuste é feito utilizando-se como orientação os resultados das dosagens de açúcar no sangue (glicemia), que você obtém puncionando a pontinha do seu dedo. Em poucos lugares ainda se usa o exame de urina, pelo fato de não refletir exatamente o nível de açúcar no sangue no momento.

Doses fixas de insulina não são a melhor forma de manter a glicemia normal

O ajuste da dose de insulina pode ser feito de várias maneiras, e vai depender da orientação do seu médico: ele vai ensiná-lo como fazer!

Tem mais: o crescimento normal do organismo em desenvolvimento (caso das crianças diabéticas) depende também da insulina, que é um hormônio que participa da formação dos tecidos. Sem uma dose adequada de insulina o crescimento fica prejudicado.

Em suma, não existe uma dose ideal igual para todos os diabéticos. A dose varia de um indivíduo para outro e no mesmo indivíduo, em diferentes momentos da sua vida, às vezes até a cada dia.

> Aprender a ajustar a dose da insulina é muito importante para você alcançar a independência e promover o controle adequado da glicemia (açúcar no sangue).

Como medir a insulina

Medir corretamente a insulina é fundamental

No Brasil, temos três tipos de seringas: de 30U, de 50U e de 100U.

Nas seringas de 30U e 50U, cada tracinho equivale a uma unidade de insulina. Mas atenção: na seringa de 100U, cada tracinho equivalente a duas unidades de insulina. Não vá se enganar!

Veja como é simples sua seringa:

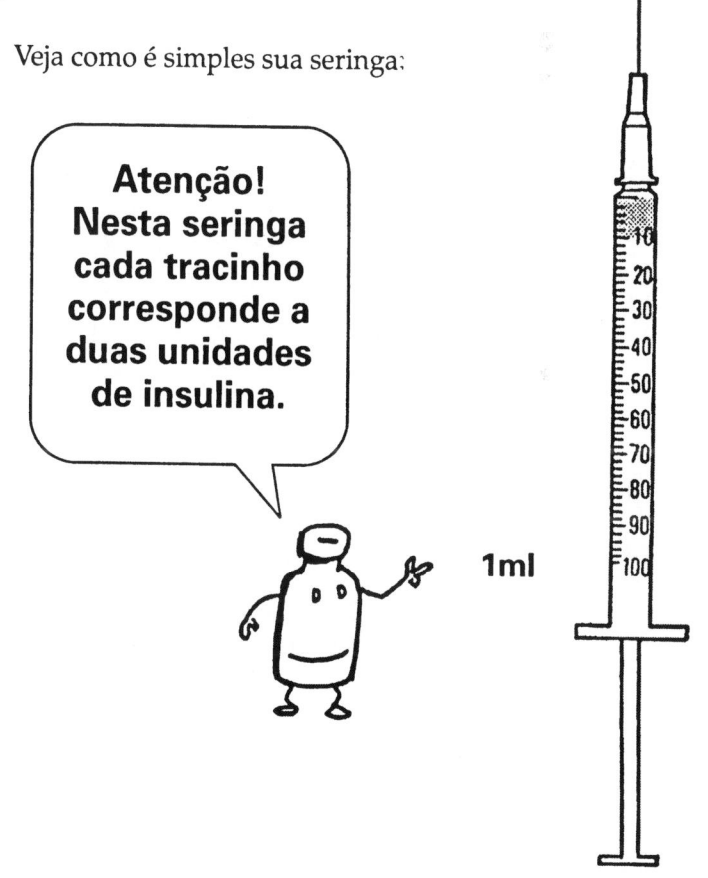

1ml

Por exemplo:

O Sr. José da Silva, diabético,
recebeu a seguinte receita:

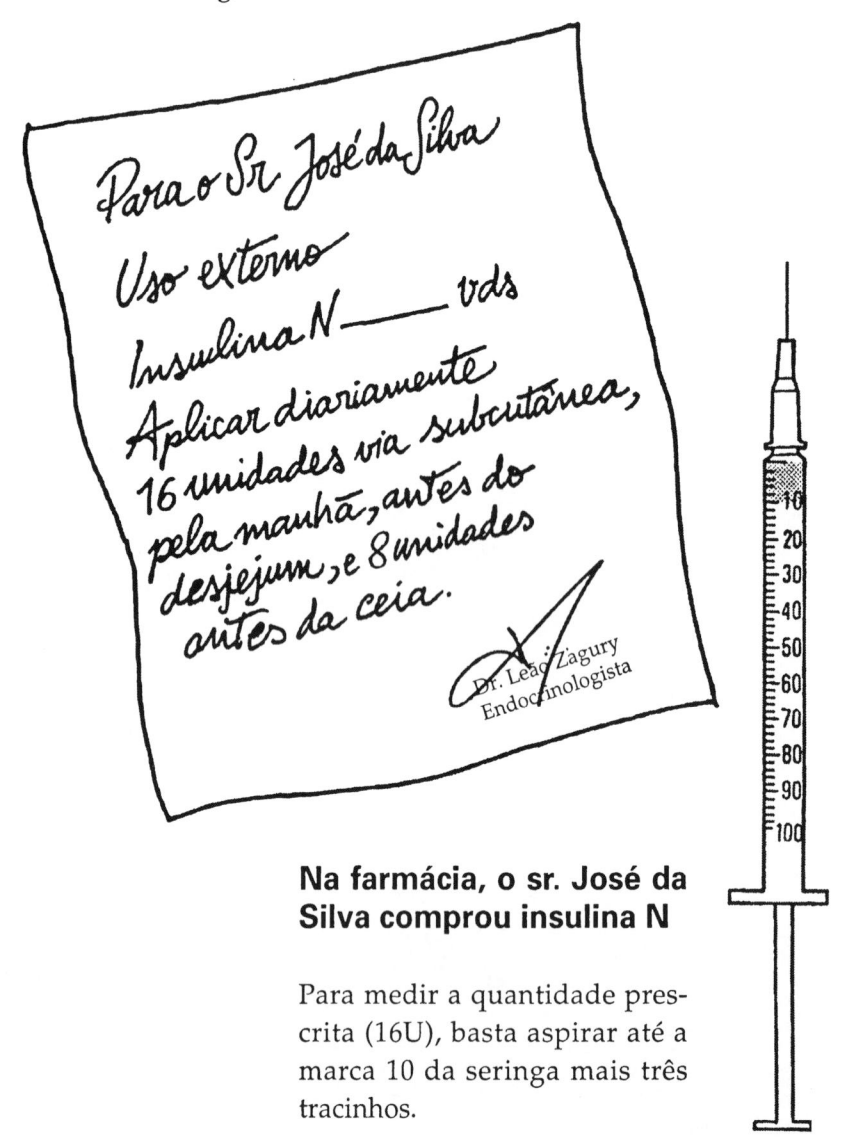

Para o Sr. José da Silva

Uso externo

Insulina N ——— vds

Aplicar diariamente
16 unidades via subcutânea,
pela manhã, antes do
desjejum, e 8 unidades
antes da ceia.

Dr. Leão Zagury
Endocrinologista

**Na farmácia, o sr. José da
Silva comprou insulina N**

Para medir a quantidade prescrita (16U), basta aspirar até a marca 10 da seringa mais três tracinhos.

Algumas pessoas, especialmente as crianças, necessitam de doses muito pequenas de insulina. Para isso foi criado outro tipo de seringa: a Lo-Dose (dose pequena). O procedimento, nesse caso, é o mesmo, porém ainda mais facilitado, porque cada tracinho nessa seringa equivale exatamente a uma unidade de insulina. Isso evita a possibilidade de erros na leitura ou uma aspiração inexata. Existem seringas Lo-Dose de 30U e de 50U.

A diferença reside apenas no fato de que essa seringa, sendo mais fina, permite que cada tracinho contenha uma unidade apenas. Por isso, se você usa quantidades pequenas de insulina, prefira a seringa Lo-Dose, que lhe será muito mais confortável.

Veja:

Como conservar sua insulina

• A insulina é uma proteína termolábil, isto é, pode sofrer modificações em sua potência e sua estabilidade sob temperaturas diferentes.

• Guarde o frasco de insulina que estiver em uso à temperatura ambiente – ela se conserva por cerca de seis meses. A insulina usada à temperatura ambiente provoca menos reações no local da aplicação.

• As insulinas em estoque devem ser guardadas na geladeira, na porta (embaixo) ou na gaveta de legumes, longe do congelador.

• Se você observar alteração no aspecto habitual da insulina – como a formação de grânulos –, seu uso deve ser evitado, porque essas mudanças dificultam a aspiração e a administração de uma dose uniforme e alteram a atividade.

Mantenha sempre em estoque pelo menos um frasco da insulina que você usa habitualmente e um de insulina de ação rápida, para evitar que, num domingo, feriado ou em caso de emergência, haja dificuldade de obtê-las nas farmácias, que normalmente permanecem fechadas nessas ocasiões.

Como aplicar a insulina

Atualmente são raras as pessoas que ainda utilizam seringas de vidro. As seringas atuais, descartáveis, já vêm esterilizadas e com a agulha acoplada. Siga os seguintes passos para uma aplicação correta da insulina:

1. Lave bem as mãos.

2. Pegue a seringa cuidadosamente, retirando o protetor do êmbolo.

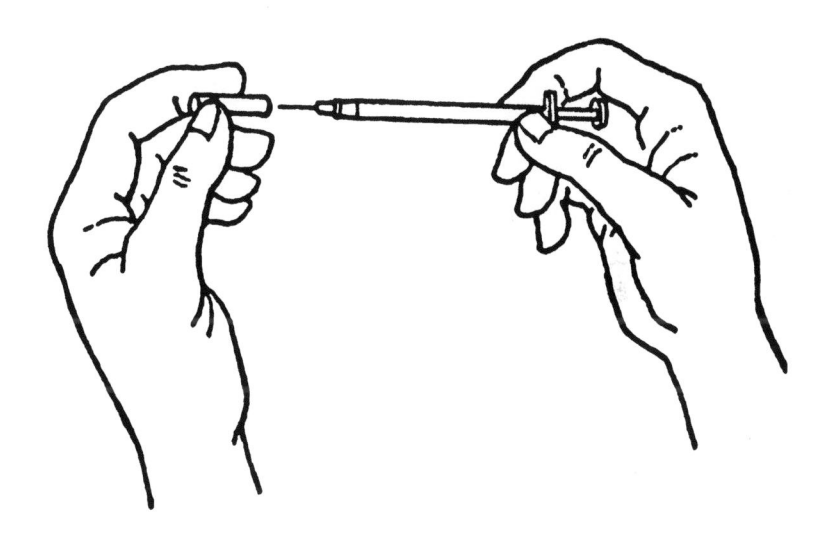

3. Retire o protetor da agulha.

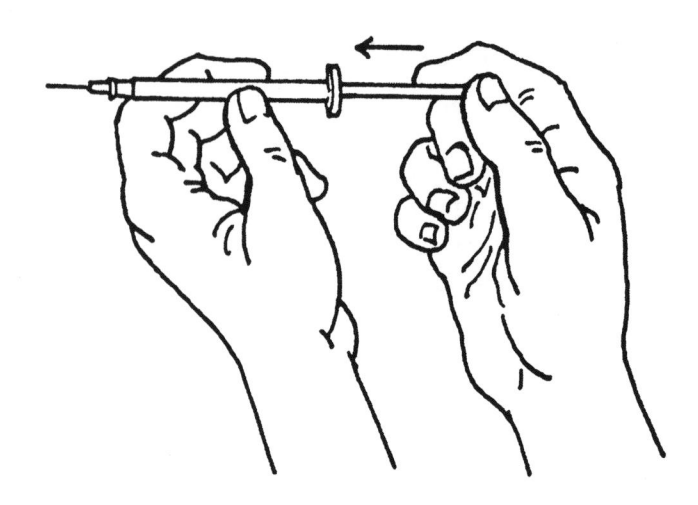

4. Faça movimentos suaves de vaivém, para verificar se o êmbolo desliza facilmente.

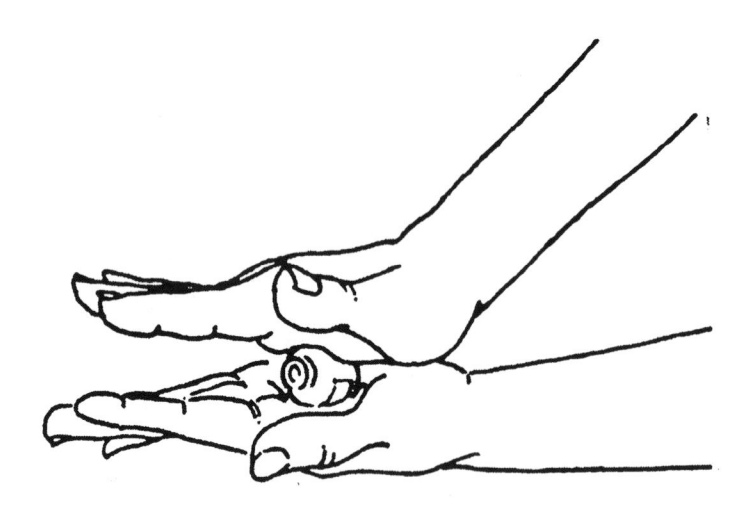

5. Esfregue o frasco de insulina repetidas vezes entre a palma das mãos, suavemente, sem agitá-lo (movimentos de rolamento).

6. Pegue um chumaço de algodão embebido em álcool e esfregue-o na tampa do frasco de insulina.

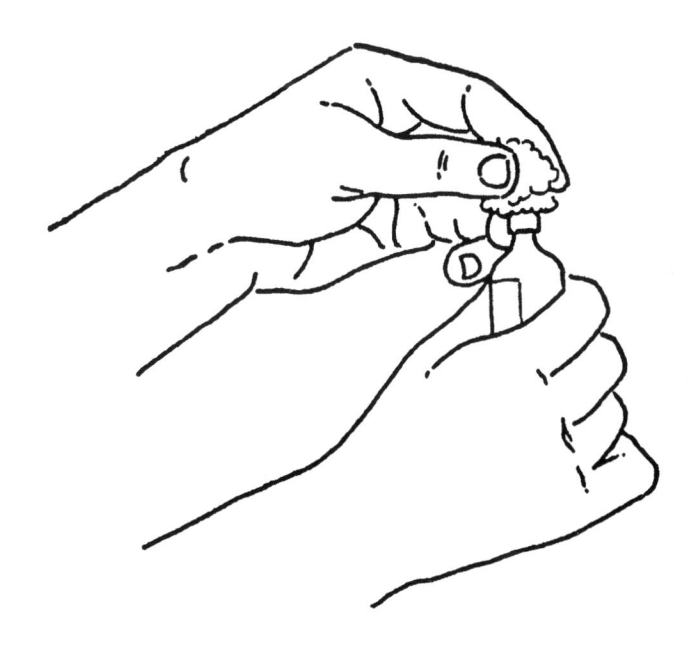

7. Pegue sua seringa; aspire o ar, puxando o êmbolo até a marca da dose a ser aplicada.

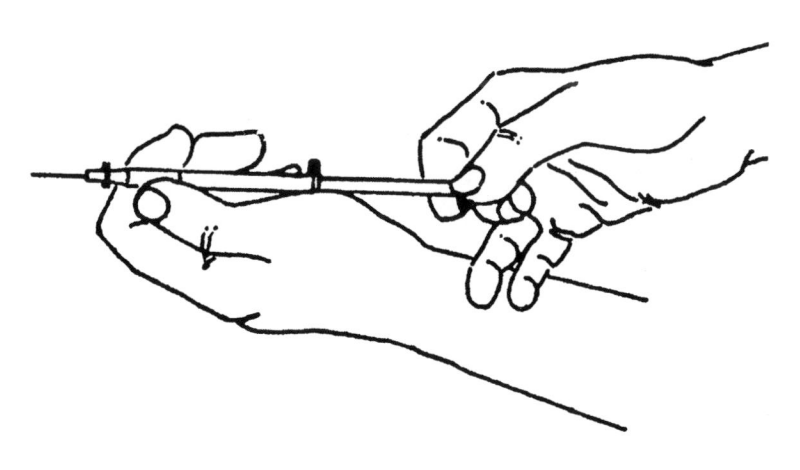

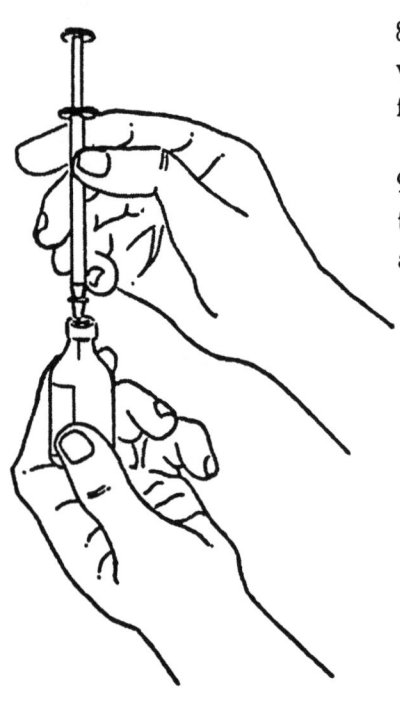

8. Introduza a agulha através da tampa de borracha no frasco de insulina.

9. Comprima o êmbolo, injetando no frasco de insulina o ar contido na seringa.

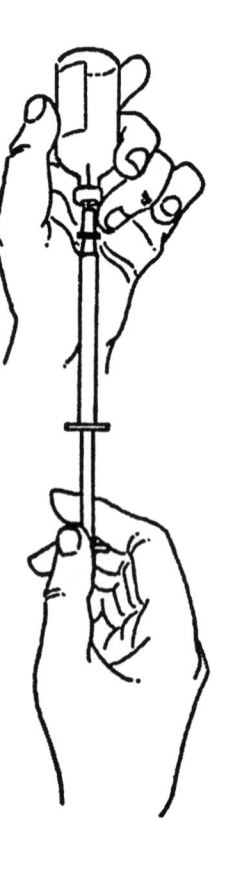

10. Vire o frasco de cabeça para baixo e aspire a quantidade necessária de insulina.

Obs.: Certifique-se, ao emborcar o frasco, de que a agulha está imersa na insulina.

11. Verifique a formação de bolhas de ar no líquido aspirado. Caso isso tenha ocorrido, devolva a insulina ao frasco e aspire novamente a dose necessária, até que não haja mais bolhas.

Obs.: O ar é inofensivo, porém o espaço ocupado pela bolha pode reduzir a quantidade de insulina prescrita.

12. Retire a seringa do frasco, evitando que a agulha entre em contato com qualquer coisa que possa contaminá-la.

13. Limpe com um chumaço de algodão com álcool, o local da pele onde será feita a aplicação.

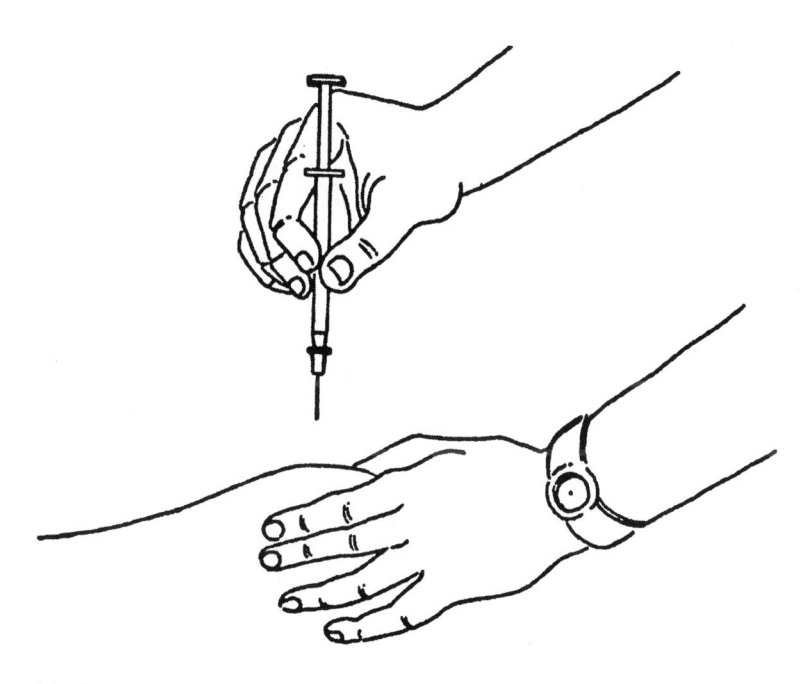

14. Segure com a ponta dos dedos de uma das mãos a área desinfetada, formando uma prega cutânea.

15. Aplique a injeção segurando a seringa como um lápis; introduza a agulha na prega perpendicularmente (isto é, formando um ângulo de 90°). Cuide para que a agulha penetre totalmente.

Obs.: A aplicação da insulina deve ser subcutânea (entre a pele e o músculo). É comum as pessoas fazerem aplicação intradérmica (dentro da pele).

16. Comprima o êmbolo normalmente, introduzindo o líquido.

17. Após a completa injeção da insulina, retire a agulha de uma só vez.

18. Comprima o chumaço de algodão com álcool no local durante alguns segundos.

Em uma reunião com diabéticos, perguntei qual era o maior avanço no tratamento do diabetes. A grande maioria respondeu que, seguramente, eram as agulhas. Acho que eles têm toda razão.

As agulhas, hoje, são mais finas, mais curtas, envolvidas em silicone, o que impede a sensação dolorosa. Além do mais, elas agora são adaptáveis ao tipo físico de cada um. Dependendo do local onde será feita a aplicação, pode até não ser necessário fazer a prega na pele.

Veja a orientação dos fabricantes de agulhas BD na **Tabela 2.**

Tabela 2 – Técnicas de injeção de insulina

Diabetes tipos 1 e 2

Sexo, idade e Índice de Massa Corporal (IMC)	Comprimento da agulha	Zonas de aplicação				Técnica de aplicação
		Abdômen	Braços	Coxas	Nádegas*	
Crianças e adolescentes (0 a 18 anos) Todos os IMCs	5mm	✓	✓	✓	✓	Com ou sem prega
Homens e mulheres (adultos normais) IMC < 27	5mm	✓	✓	✓	✓	Sem prega
	8mm	✓	✓	✓	✓	Com prega
Homens e mulheres (adultos obesos) IMC > 27	5mm	✓	✓	✓	✓	Sem prega
	8mm	✓	✓	✓	✓	Sem prega
	12,7mm	✓	✓	✓	✓	Com prega

*Nessa Zona não é necessário fazer a prega.
Fonte: BD.

As agulhas das seringas de insulina são bem curtas e não há perigo de atingir o músculo ao aplicá-las perpendicularmente, como algumas pessoas temem.

Você agora já sabe como cuidar da insulina e como aplicá-la corretamente

Já ressaltamos o quanto é importante a auto-aplicação, a independência no tratamento.

Hoje você já pode usar, em vez de seringas, as canetas de aplicação de insulina. Quem experimenta esse novo avanço raramente volta a usar seringas.

Essas canetas são injetores automáticos, seguros e eficientes, pouco maiores que uma caneta comum, providos de agulhas descartáveis para injeção subcutânea. Suas agulhas também podem variar de tamanho. Ao usar os injetores, não esqueça as técnicas de injeção recomendadas anteriormente.

Lembre-se, entretanto: com essas canetas não é possível misturar insulinas de diferentes tempo de ação. Assim, recomendo a meus pacientes que adquiram uma caneta para insulina de ação prolongada e outra para a de ação rápida.

Como funcionam com refil, não são todas as canetas que recebem o tipo de insulina que foi prescrita para você; portanto é fundamental comprar a caneta e o refil da insulina que você está usando. Em geral, essas canetas são produzidas pelo mesmo fabricante da insulina.

A facilidade de transporte, a simplicidade e a precisão na aplicação, o conforto e a facilidade de ajuste de dose sem dúvida superam os problemas. Imagine poder levá-la no bolso, como se fosse uma caneta, e em qualquer lugar fazer a aplicação de que você necessita!

Veja como são as canetas para aplicação de insulina!

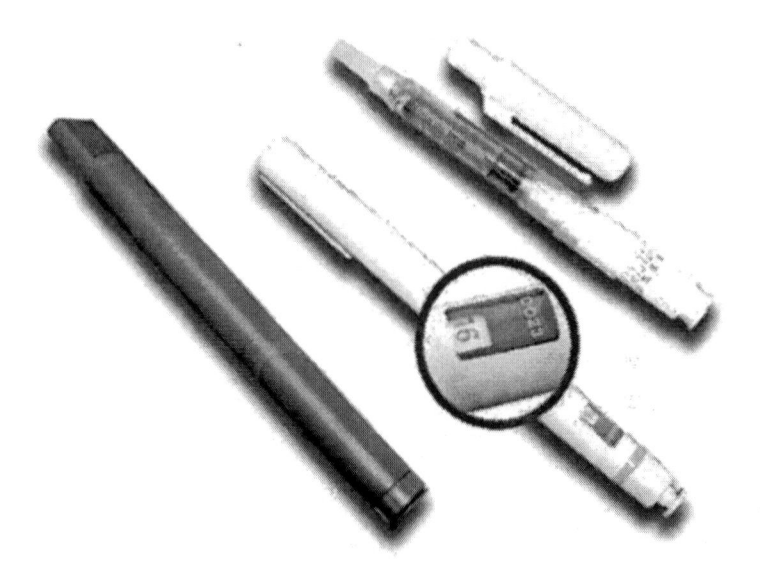

Além disso, como já explicamos, na maioria das vezes você utilizará mais de uma aplicação por dia, o que torna ainda mais importante ser independente! Com certeza, você se sentirá fortalecido e com a auto-estima mais elevada, pelo fato de poder administrar sozinho seu tratamento!

> A auto-suficiência no uso da insulina é muito importante! Imagine depender de farmacêutico, parente ou vizinho para as aplicações diárias de insulina! Um dia eles podem estar impossibilitados de atendê-lo, e você, sem a insulina, arrisca-se a ficar hiperglicêmico (glicose elevada no sangue) e passar mal, o que não ocorre com a auto-aplicação.

Onde aplicar a insulina

A insulina deve ser aplicada com conforto e segurança. Para isso é necessário, e indispensável, que se faça um rodízio sistemático dos locais de aplicação. Isso evita o aparecimento de alterações locais, conhecidas como lipodistrofias, que, além de antiestéticas, podem modificar a absorção da insulina.

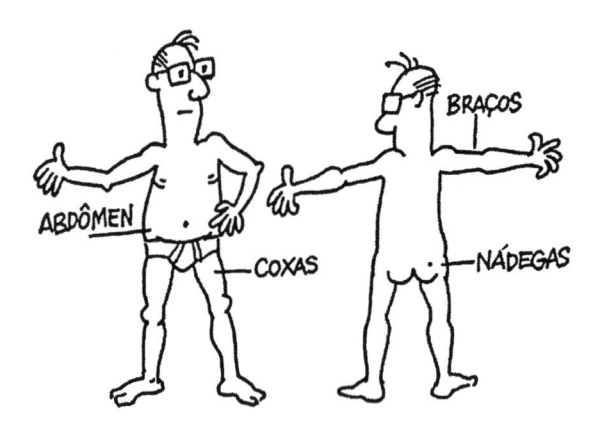

Existem áreas comprovadamente mais adequadas à aplicação

- Braços – região posterior entre o ombro e o cotovelo.
- Coxas – regiões frontal e lateral superior.
- Abdômen – regiões laterais direita e esquerda, distantes três dedos do umbigo.
- Nádegas – região superior lateral externa do glúteo.

Se você aplicar muitas vezes no mesmo local, pode ocorrer um aumento de volume, a lipo-hipertrofia. Além disso, se ainda assim você continuar a aplicar nesse mesmo lugar, parte da insulina poderá ser absorvida de forma irregular.

A tentação de continuar aplicando no mesmo lugar é grande, porque a sensibilidade diminui muito. Mas, além da já citada lipo-hipertrofia, pode-se também traumatizar a área, fazendo surgir uma depressão conhecida como lipoatrofia, que acarreta o mesmo problema: redução da sensibilidade, com risco de, aplicando nessa área, atingir diretamente o músculo. Com isso pode ocorrer absorção muito mais rápida, o que pode causar uma hipoglicemia.

Devemos, portanto, planejar onde aplicar a insulina.

As regiões mais adequadas devem ser:

• de fácil acesso, para facilitar a aplicação pela própria pessoa;
• longe das articulações, dos grandes vasos sangüíneos e dos nervos.

Outros cuidados:

• é importante dividir os locais em regiões, com média de 3cm e vários pontos distintos;

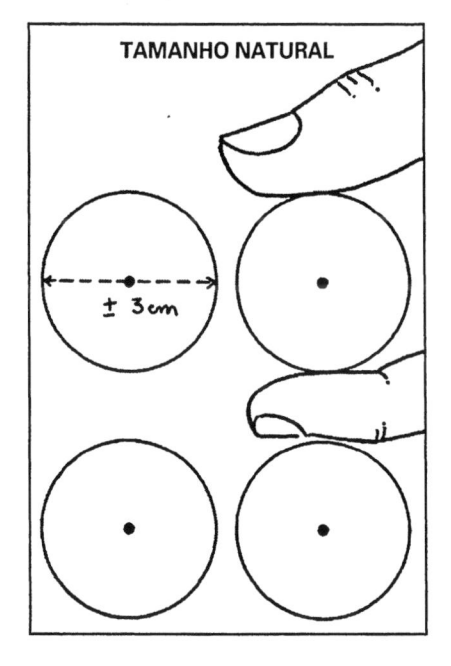

- cada local deve ser utilizado apenas uma vez por dia (portanto, em geral, só será utilizado novamente uns 15 dias depois);
- diferentes locais de aplicação têm também diferentes tempos de absorção;
- exercícios físicos realizados logo após a aplicação da insulina também aumentam a absorção;
- se você faz uma ou duas aplicações diárias somente, aplique a insulina em uma mesma região do corpo, trocando apenas o local da aplicação, até ter utilizado todos os pontos dessa região. Só então mude de área;
- se você utiliza o esquema de múltiplas aplicações diárias, aplique a insulina em diferentes regiões, alternando os pontos a cada aplicação, nos diferentes horários do dia. Por exemplo, pela manhã, aplique no braço; no almoço, no abdômen; à tarde, nas nádegas, e, à noite, na coxa. Procure sempre esgotar todos os pontos de uma mesma área.

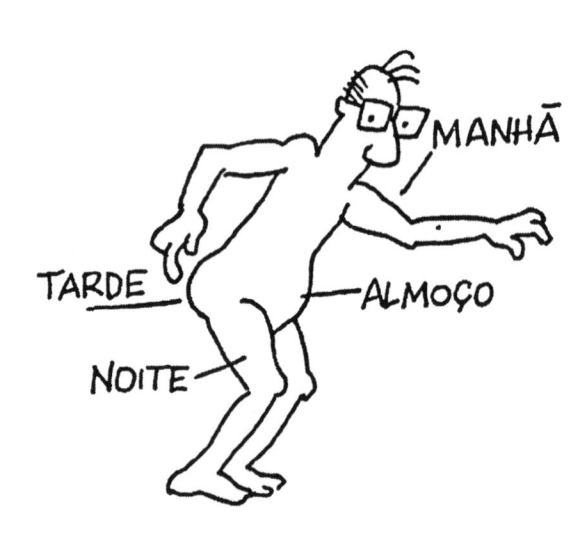

> A absorção da insulina varia, também, de indivíduo para indivíduo. Por isso é importante que cada diabético procure conhecer o efeito da insulina no seu próprio organismo, por meio de dosagens de glicose no sangue (monitorização da glicemia).

Ainda falta aprender uma coisa importante

Você já sabe que alguns tipos de insulina são absorvidos e começam a agir mais rapidamente, o que torna necessário, às vezes, combinar dois tipos (um de ação rápida e um de ação intermediária ou prolongada) para se obter o controle da glicemia nas 24 horas do dia.

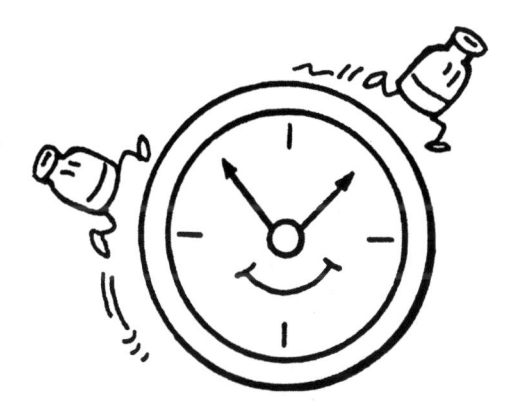

Para evitar duas picadas seguidas, costuma-se misturar os dois tipos de insulina. Entretanto, para fazer essa mistura é preciso tomar alguns cuidados, de forma a não alterar o tempo de ação de cada tipo.

Que cuidados são esses?

Como misturar as insulinas

1. Desinfete com um chumaço de algodão embebido em álcool a tampa dos dois frascos de insulina.

2. Injete ar num dos frascos, na quantidade equivalente às unidades desse tipo de insulina, porém sem aspirar (isso vai facilitar depois).

3. Injete ar com a seringa no segundo frasco, na quantidade correspondente às unidades a serem utilizadas do segundo tipo de insulina.

4. Vire esse segundo frasco de cabeça para baixo e aspire a dose necessária.

5. Verifique se não se formaram bolhas de ar.

6. Cuide para que o êmbolo não se movimente, prendendo-o com os dedos: você já está de posse de uma das doses de insulina.

7. Retorne ao primeiro frasco, nele introduzindo a agulha; cuide para que a insulina que já está na seringa não penetre nesse frasco (daí a necessidade de prender o êmbolo). Aspire a insulina até o número de unidades correspondentes à dose total a ser utilizada.

Observações:

1. A ordem de aspiração das insulinas é indiferente. É recomendável, porém, que, estabelecida uma ordem, esta seja mantida diariamente.

2. As insulinas de ação rápida são transparentes e as demais, turvas. Estas últimas devem ser sempre agitadas suavemente.

3. Se, inadvertidamente, você deixar penetrar insulina de um tipo no outro frasco, não o utilize mais, pois o seu tempo de ação se altera.

Vamos a um exemplo prático

Suponhamos que você tivesse que usar 12 unidades de insulina R e 24 de insulina N. Passe algodão com álcool na tampa dos dois frascos.

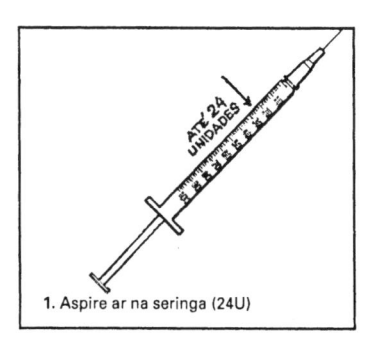

1. Aspire ar na seringa (24U)

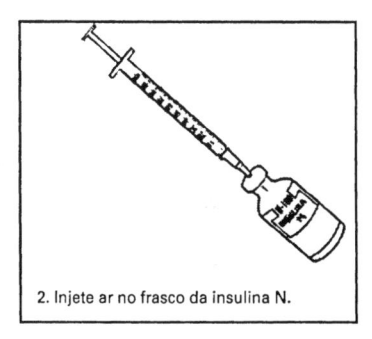

2. Injete ar no frasco da insulina N.

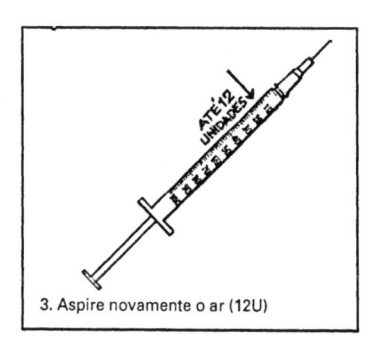

3. Aspire novamente o ar (12U)

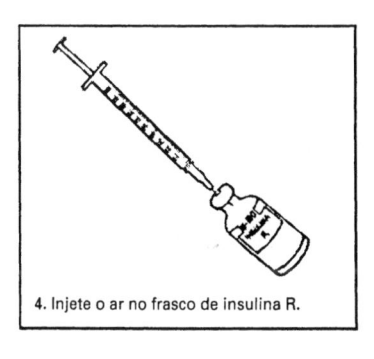

4. Injete o ar no frasco de insulina R.

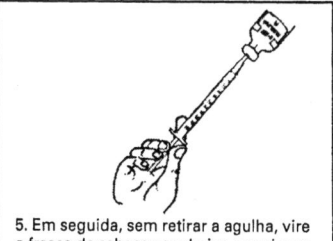

5. Em seguida, sem retirar a agulha, vire o frasco de cabeça para baixo e aspire as 12 unidades de insulina R. Prenda o êmbolo.

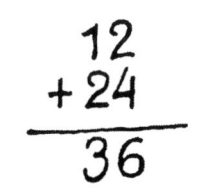

6. Introduza a agulha no frasco de insulina N e aspire as 24 unidades, completando as unidades prescritas.

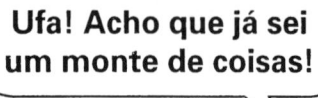

Ufa! Acho que já sei um monte de coisas!

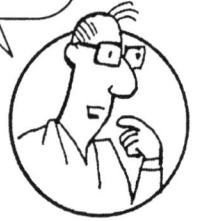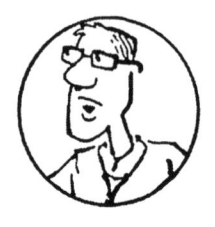

Realmente! Nós falamos de coisas que você não deve esquecer para alcançar seu controle metabólico e que precisa, a cada dia, interiorizar mais: cumprir sua dieta, usar a insulina adequadamente, fazendo os ajustes necessários, tomar os comprimidos regularmente.

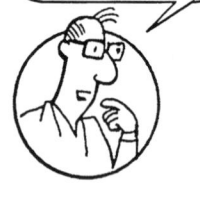

Podemos passar adiante? Tem mais?

Tem, sim. Vamos falar sobre o exercício físico, outro elemento que, juntamente com a dieta e a insulina, ou os comprimidos, forma o tripé básico do tratamento do diabetes.

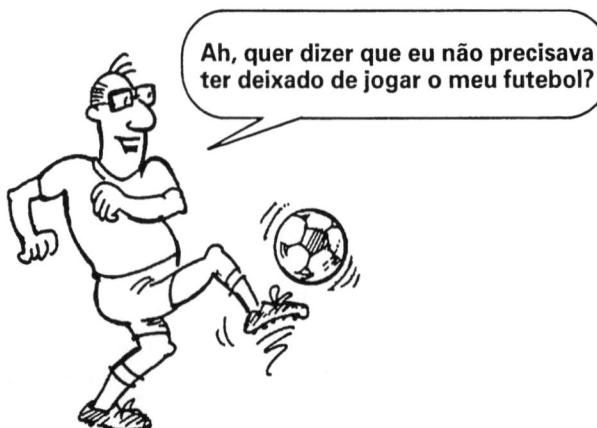

Ah, quer dizer que eu não precisava ter deixado de jogar o meu futebol?

– O conceito de que o exercício físico é benéfico para os diabéticos foi defendido na Antiguidade, no ano 600 a.C., por Chao Yuan-Fang, médico chinês da dinastia Sui. Através dos anos, muitos médicos têm encorajado seus pacientes a atividade física. Entretanto isso era feito esporadicamente, em contraste com a recomendação de dieta e do uso regular de insulina. A partir de 1980, consolidou-se o interesse mundial pelas atividades físicas dos diabéticos. Hoje sabemos que os diabéticos podem participar de quase todos os esportes, tanto para o desenvolvimento de uma boa saúde como para o lazer, do mesmo modo que os não-diabéticos. Acrescente-se a isso que, quando integrados ao plano de tratamento, os exercícios físicos oferecem vantagens em termos de controle da glicemia.

Não existem razões para privar os diabéticos dos benefícios físicos e psicológicos dos exercícios

– Os exercícios podem, então, prevenir o diabetes?

– Podem, sim. Basta observar que o diabetes é raro em alguns grupos étnicos, que comem menos e consomem muitas calorias diariamente em exercícios vigorosos. Isso sugere que, na maioria dos casos de diabetes do tipo 2, nos quais o excesso de peso, associado ao sedentarismo, é o principal fator determinante, o exercício pode ajudar na prevenção, restaurando a normalidade metabólica pela perda de peso e potencialização do efeito da insulina. A atividade física moderada determina uma redução gradual na glicemia à medida que o tecido muscular capta e utiliza a glicose para a produção de energia necessária ao exercício físico. Esse efeito hipoglicemiante vai, freqüentemente, permanecer por várias horas, mesmo após cessar o exercício.

É importante saber que as pessoas com tendência para diabetes, isto é, que possuem intolerância à glicose, podem evitar essa progressão.

Quem são essas pessoas?

São aquelas cuja glicemia está acima do normal, mas ainda não atingiram o nível em que são consideras diabéticas.

Estudos recentes, realizados em grandes populações na China e no Ocidente, mostraram que, praticando-se cerca de 150 minutos por semana de exercícios físicos não muito intensos (caminhada, por exemplo), e perdendo cerca de 5% de peso, pode-se reduzir em 58% a possibilidade de se tornar diabético.

– Que bom, então vou voltar a jogar o meu futebolzinho dos sábados!

– Vai sim, mas não só aos sábados, e não somente futebol...

– Por quê?

– Já está comprovado cientificamente que a prática de exercícios físicos, principalmente aqueles que desenvolvem a capacidade respiratória, é benéfica para todas as pessoas, diminuindo a incidência de, por exemplo, infarto do miocárdio e obesidade. Para os diabéticos, além dessas vantagens, reduz a glicemia, diminuindo a necessidade diária de insulina, e ajuda também a proteger o organismo de outras doenças, como problemas respiratórios. Isto sem falar no fato de que, assim, não se priva o diabético das atividades normais da vida. Outro benefício é a sensação psicológica positiva de saúde e bem-estar que acompanha a atividade física.

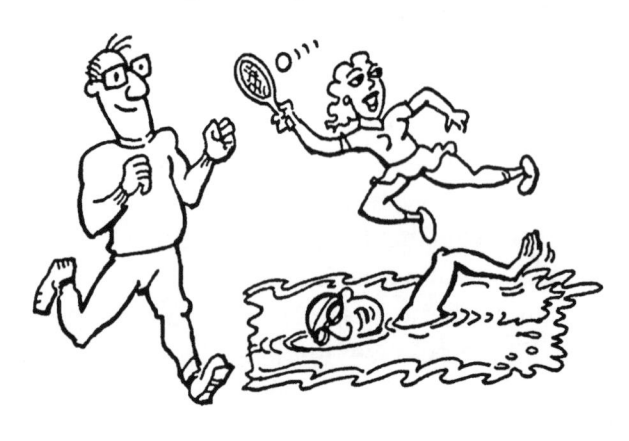

Alguns cuidados devem ser tomados

1º – Todo diabético, antes de iniciar um programa de exercícios ou esporte, deve ser submetido a avaliação cardiológica e vascular – como qualquer pessoa, aliás. Ocorre que os diabéticos são mais propensos a doenças vasculares, nos olhos, nas artérias coronarianas (do coração) e nos membros, principalmente os inferiores.

Se essa avaliação mostrar que está tudo em ordem, o diabético pode iniciar sua prática esportiva, não esquecendo, porém, que devem ser respeitadas a idade e as condições físicas individuais.

Se, pelo contrário, algum problema for constatado, duas decisões podem ser tomadas conforme o caso: encaminhamento a um programa de reabilitação ou proibição da prática esportiva.

2º – O diabético só pode praticar esportes se estiver compensado. Antes de iniciar o exercício deve fazer um teste de sangue para saber como está seu nível de açúcar (adiante vamos abordar este assunto com mais detalhes).

O diabético descompensado, mal controlado, ao praticar esportes corre o sério risco de provocar hiperglicemia (elevação do açúcar no sangue, devido à liberação de grandes quantidades de glicose que ficam, normalmente, armazenadas no fígado). Além disso, seu desempenho seguramente não será bom, e ele poderá, inclusive, sentir-se mal.

– Mas me diga uma coisa: se posso fazer exercício quando o meu diabetes está controlado, e se o exercício baixa o açúcar no sangue, eu não posso ter uma hipoglicemia?

— Estou vendo que você aprende depressa... O raciocínio está perfeito; esse é um risco que todos os diabéticos em uso de insulina ou comprimidos correm. Mas existem formas de prevenir ou superar esse problema:

• Para prevenir, coma, por exemplo, um sanduíche extra ou tome um copo de leite com bolachas de água e sal uma hora antes de iniciar o exercício, ou diminua algumas unidades de insulina na aplicação anterior ao início da atividade física.

'A maioria dos atletas diabéticos aprende rapidamente a conhecer suas necessidades para um determinado período de exercícios e raramente sofre episódios hipoglicêmicos graves. Mesmo assim, devem-se instruir os companheiros sobre a natureza e o tratamento da hipoglicemia.

• Para tratar as hipoglicemias devem ser usados (durante os jogos ou exercícios) carboidratos rapidamente absorvíveis, preferivelmente sob a forma líquida, como suco de laranja ou refrigerantes normais (não-*diet*).

• É muito importante que o exercício não seja feito antes do desjejum, mas sim após as refeições, para manter adequados os níveis da glicemia.

• Para longas distâncias ou exercícios prolongados, os carboidratos devem ser ingeridos de hora em hora.

• O diabético do tipo 2, controlado apenas por dieta ou por dieta e comprimidos, geralmente não tem problemas com hipoglicemias quando realiza exercícios leves e moderados. Porém, caso isso ocorra, o procedimento é o mesmo.

Lembretes importantes:

1. Manter um programa de exercícios sistemático, regular, dosado e executado, de preferência, sempre no mesmo horário.

2. Fazer os exercícios somente após alimentar-se.

3. Usar tênis adequados e cômodos, porque os pés do diabético devem ser protegidos (qualquer machucado pode iniciar um processo infeccioso).

4. Levar sempre alguma forma de açúcar consigo.

5. Usar alguma forma de identificação da sua condição de diabético.

6. Examinar os pés cuidadosamente após qualquer exercício.

7. Reconhecer precocemente os sintomas de hipoglicemia.

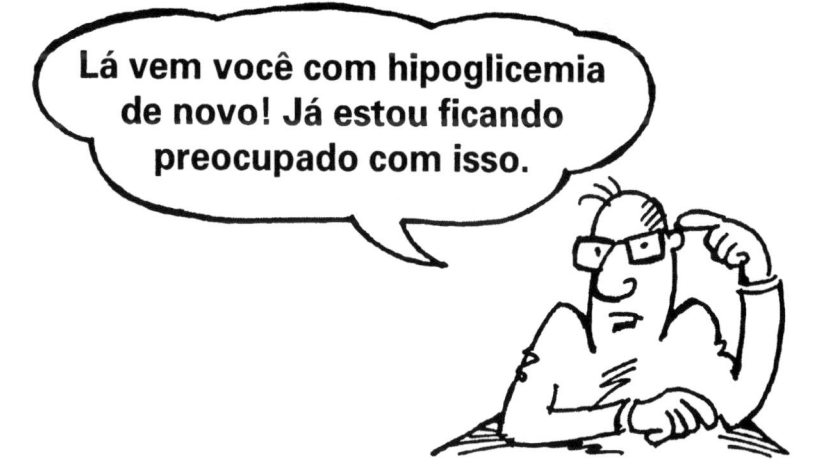

– Então, vamos aprender para não ter medo: você já sabe que hipoglicemia é a baixa de açúcar no sangue a níveis inferiores a 50mg% (hipo = baixa; glicemia = açúcar no sangue). É importante que você conheça os sintomas, detectando o mais cedo possível o início de um episódio hipoglicêmico, para poder interferir rapidamente, impedindo a progressão para o seu estágio mais grave, que é a perda de consciência (coma hipoglicêmico).

Os primeiros sintomas geralmente são sensação de fome, fraqueza, palidez, palpitações, dormência nos lábios e na língua, tremores, dor de cabeça, progredindo para suores frios, alterações do comportamento, do equilíbrio e da linguagem, dando a impressão de embriaguez, alterações visuais, confusão mental, convulsão e, finalmente, coma.

É bom deixar claro que esses sintomas nem sempre se apresentam ao mesmo tempo. Cada indivíduo, aos poucos, aprende a identificar os seus próprios. O fundamental é não ignorar essas sensações, mesmo que sejam leves, e ter sempre em mente a possibilidade de se tratar de uma hipoglicemia.

> A hipoglicemia é fácil de tratar e, normalmente, não traz conseqüências, mas é muito importante que seja identificada precocemente

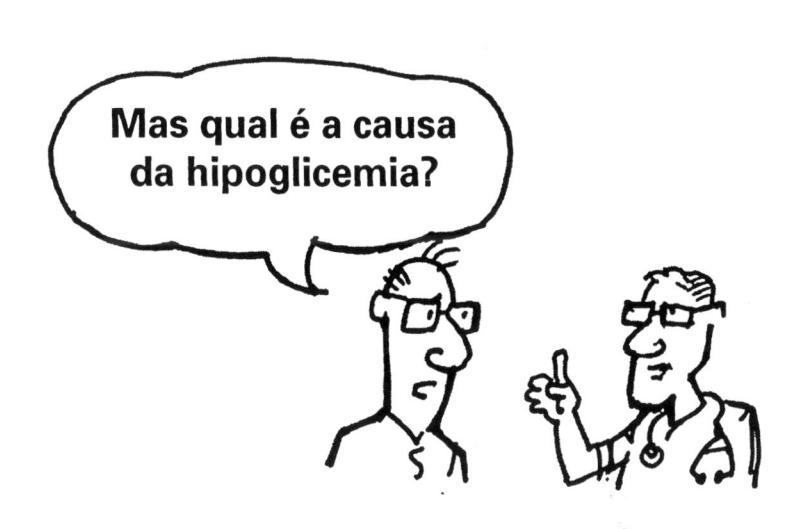

Uma você já sabe: muito exercício. Mas existem outras, e muitas delas podem ser evitadas.

1. Comer menos que a quantidade prescrita, atrasar ou pular uma ou mais refeições.

2. Exercício físico vigoroso ou continuado sem os cuidados necessários.

3. Dose excessiva de insulina ou de comprimidos.

4. Não-absorção da quantidade de alimentos ingeridos por situações de vômito ou diarréia.

5. Melhora do diabetes ou do controle, com conseqüente diminuição das necessidades de insulina ou comprimidos.

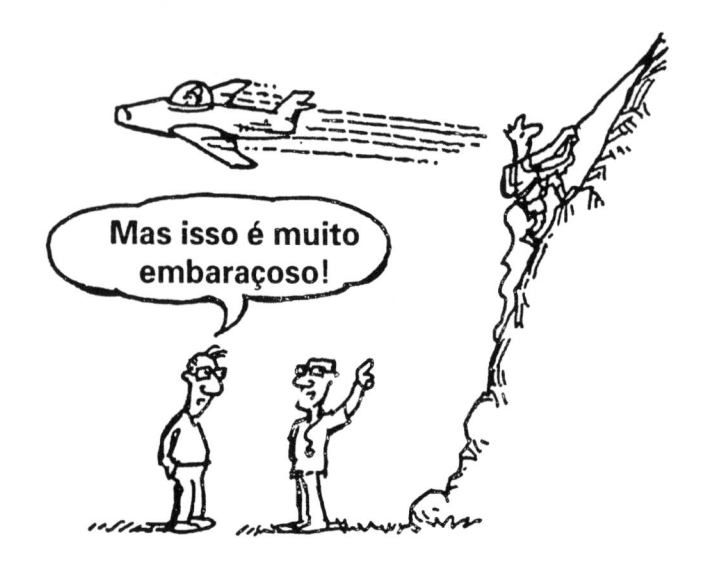

– É, pode ser até perigoso; por isso alguns poucos esportes, como o alpinismo e a pesca submarina, ou algumas profissões – como a de piloto de aviões, por exemplo – não são boas opções para o diabético, principalmente os do tipo 1.

A maioria das hipoglicemias pode ser evitada:

• Aprendendo-se a reconhecer o mais cedo possível os seus primeiros sintomas.

• Ingerindo-se imediatamente, ao perceber esses sintomas, qualquer alimento que contenha carboidratos: suco de frutas, refrigerantes ou até mesmo açúcar ou balas. Os líquidos açucarados são mais eficientes que os sólidos, porque sua absorção é mais rápida.

É a exceção que confirma a regra – esses são os únicos momentos em que o açúcar deve ser visto como um remédio capaz de salvar sua vida.

• Em geral, feito isso, a melhora é quase imediata, devendo os sintomas desaparecer em poucos minutos.

• Repetir o procedimento se os sintomas não desaparecerem em cerca de dez minutos (beba ou coma mais açúcar).

– Como a perda total ou parcial da consciência pela baixa de açúcar pode ocorrer, é preciso que as pessoas mais próximas, que convivem com você em casa, no trabalho, na escola ou no esporte, saibam o que fazer nessas ocasiões:

• se o diabético apresentar comportamento diferente do habitual (torpor, cambalear ou falar de forma desconexa), a pessoa que o socorrer deverá, em primeiro lugar, tentar fazê-lo ingerir um líquido açucarado qualquer. Havendo resistência, o que não é raro, é importante tentar convencê-lo;
• se houver dificuldade na deglutição do líquido, em virtude do seu estado, deve-se colocar uma colher de sopa de açúcar entre a bochecha e os dentes;
• com estas medidas espera-se que, em poucos minutos, alguma melhora ocorra. Então, deve ser dada outra porção do líquido açucarado para o completo desaparecimento dos sintomas.

Atenção! Nunca coloque os dedos entre os dentes do diabético em hipoglicemia. Ele poderá morder com força e machucá-lo bastante. Afinal, nessa hora, ele não percebe bem o que está ocorrendo, nem o que está fazendo!

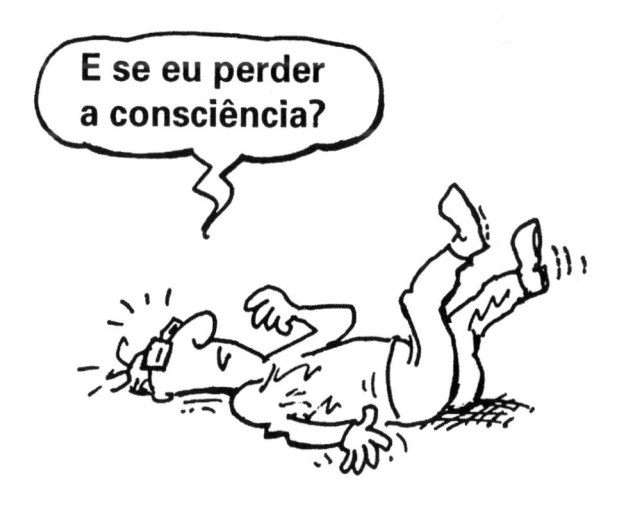

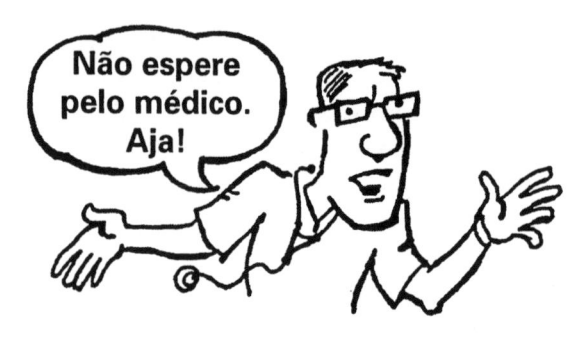

Não espere pelo médico. Aja!

• Se essas duas medidas não surtirem efeito, ou se o diabético for encontrado inconsciente, deve-se providenciar imediatamente o seguinte:

1º – Injeção subcutânea de uma ampola de glucagon (hormônio produzido pelo pâncreas que aumenta a glicemia). A aplicação é semelhante à da insulina, podendo ser utilizada a mesma seringa. No Brasil está à venda uma preparação com nome comercial de GlucaGen, em que a seringa contendo o líquido diluente vem acoplada à substância, tornando a aplicação muito mais fácil.

É aconselhável que o diabético tenha sempre acessível uma ou duas ampolas desse produto.

Neste caso o efeito é um pouco mais lento (cerca de dez a 15 minutos).

Ao recobrar a consciência, é necessária a ingestão de uma bebida açucarada para garantir seu total restabelecimento.

2º – Injeção venosa de glicose hipertônica, uma ou duas ampolas. Os resultados são imediatos, parece um milagre: em seguida, o diabético se levanta!

3º – Não sendo possível aplicar as injeções, ou caso não surjam sinais de melhora, comunique-se imediatamente com o médico assistente.

Hipoglicemia

O diabétido deve ter sempre consigo:
• Açucar (ou balas que dissolvam rapidamente na boca)
• Glicose hipertônica a 50%
• Glucagon (duas ampolas)
• Seringas

Em geral, os episódios de hipoglicemia, embora perturbadores, não trazem maiores conseqüências. Entretanto, se começarem a ocorrer com muita freqüência, é importante fazer uma consulta ao seu médico para a reavaliação da dose de insulina ou de comprimidos, ou mesmo de alguma alteração na dieta.

– Sobre baixa de açúcar, acho que entendi tudo; e sobre o açúcar alto, o que devo saber?

– Em primeiro lugar, que esse estado, a hiperglicemia, resulta de uma deficiência de insulina. A falta de insulina impede o correto aproveitamento da glicose pelas células do organismo. Se a glicose não penetra nas células para produzir energia, o sistema nervoso central não toma conhecimento desse açúcar que circula na corrente sangüínea inaproveitado e emite ordens para a produção de mais glicose a partir de proteínas (músculos) e gordura, num processo conhecido como gliconeogênese (mais produção de glicose). Isso explica por que, em determinados momentos, o açúcar continua a se elevar, apesar de a pessoa não estar ingerindo mais alimentos. Quando há um estado de hiperglicemia, a pessoa começa a sentir aqueles sintomas que nós já vimos, lembra?

– Muita fome, muita sede, urina-se muito, sente-se muito cansaço e se emagrece rápido, não é?

– Perfeito! Esses são os sintomas principais, que podem aparecer aos poucos ou de forma súbita. Outros sintomas são visão borrada, desânimo, irritabilidade.

A hiperglicemia pode iniciar-se de forma branda e, se não for tratada, evoluir até os seus estágios mais graves, que são a cetoacidose e, finalmente, o coma diabético.

Quando a alta de açúcar vai progredindo, podem surgir náuseas, vômitos, dor abdominal, respiração ofegante e o hálito apresentar um odor de maçã.

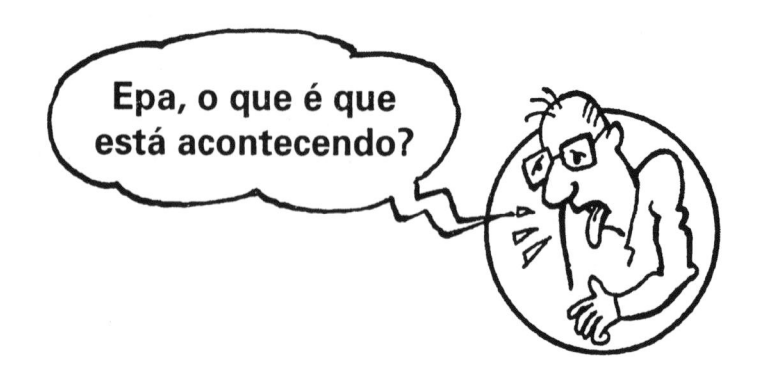

– É o seguinte: você já viu que o organismo está com uma sobrecarga de glicose na corrente sangüínea, mas continua a produzir mais e mais glicose, porque ela não está sendo aproveitada, certo? Então a situação metabólica fica como se alguém estivesse morrendo de fome no meio de um banquete. Aí o organismo faz um último e desesperado esforço para se nutrir – o fígado começa a produzir o que chamamos de corpos cetônicos (ácido diacético, beta/hidroxibutírico e cetona), surgindo o hálito cetônico (de maçã). É a cetoacidose, que pode progredir ainda mais, chegando ao coma diabético, com perda de consciência e sério risco de morte.

– O tratamento da cetoacidose e do coma diabético deve ser feito pelo médico assistente, e sempre o mais rápido possível, porque essas situações são perigosas e demandam ação imediata. Entretanto cabe ressaltar que existe uma parte fundamental de contribuição do próprio diabético, que é a de evitar que as coisas cheguem a esse ponto.

– E como faço isso?

– Por meio de uma atitude consciente e sistemática de prevenção. A prevenção implica evitar as causas. As causas, geralmente, são:

1. Descuidar da dieta (comer muito e ingerir muito açúcar).
2. Deixar de usar a insulina ou não fazer os ajustes das doses.
3. Abandonar temporariamente a rotina de testes de sangue.
4. Não tratar as infecções precocemente.
5. Abandonar exercícios praticados com regularidade sem ajustar as doses de insulina.
6. Combinação de um ou mais dos fatores citados.

É comum o diabético incorrer no engano de, estando doente, com febre, devido a alguma infecção, decidir não tomar a insulina naquele dia. Mesmo comendo menos, nos estados infecciosos as necessidades insulínicas aumentam.

Não deixe de tomar sua dose diária de insulina

– Tanto nas hipoglicemias como nas hiperglicemias, você viu que pode precisar da ajuda de outras pessoas. Por isso é muito importante que o diabético use um cartão que identifique sua condição, permitindo-lhe ser socorrido em tempo e até evitando situações embaraçosas em que possam confundir os seus sintomas com embriaguez ou uso de drogas.

Muitas pessoas reagem ao uso de cartões de identificação, porém, antes de decidir pelo seu uso ou não, lembre-se de que sua vida pode depender disto.

FRENTE — SOU DIABÉTICO

Meu nome é: _____
Medicamentos que uso: _____
Meu médico é o _____

Telefones
Cons.:
Res.:
Cel.:

Dr. Leão Zagury
Diabetes
Endocrinologia • Nutrição

VERSO

Provavelmente estou tendo uma hipoglicemia (açúcar baixo no sangue) em conseqüência do uso de insulina ou de comprimidos para o tratamento de diabetes. Se eu estiver acordado, mas agindo de maneira estranha, dê-me um refrigerante normal, um suco de frutas ou água com bastante açúcar, qualquer doce ou mesmo açúcar puro.
Se eu estiver inconsciente e não puder engolir, não tente me dar nada para beber; coloque uma colher de sopa de açúcar entre minha bochecha e meus dentes.
Se eu não melhorar em 15 minutos, leve-me para o hospital.

Aqui um quadrinho para você gravar

Açúcar alto
Causas
Muita comida
Pouco exercício
Pouca insulina
Doenças

Como começa
De forma gradual

Você pode ter
Muita sede
Excesso de urina
Perda de peso
Muito cansaço
Pele seca
Náuseas
Vômitos
Cheiro de maçã na boca

Como ficam seus exames
Glicose no sangue alta
Cetona na urina positiva

Você deve
Comunicar-se com o
seu médico

Açúcar baixo
Causas
Pouca ou
nenhuma comida
Muito exercício
Muita insulina

Como começa
Subitamente

Você pode ter
Tremores
Suores
Fome
Fraqueza
Pele úmida
Confusão mental
Palpitação

Como ficam seus exames
Glicose no sangue baixa
Cetona na urina negativa

Você deve
Tomar líquidos
açucarados ou
comer açúcar

> Desculpem, mas eu estava ouvindo o papo de vocês, porque minha filhinha é diabética, e vou dizer uma coisa: esse negócio de controle é "dureza", porque, quando o açúcar dela está mais "normalzinho" é que acontecem as hipoglicemias. Aí eu pergunto: não é melhor o açúcar um pouquinho mais alto para o nosso sossego?

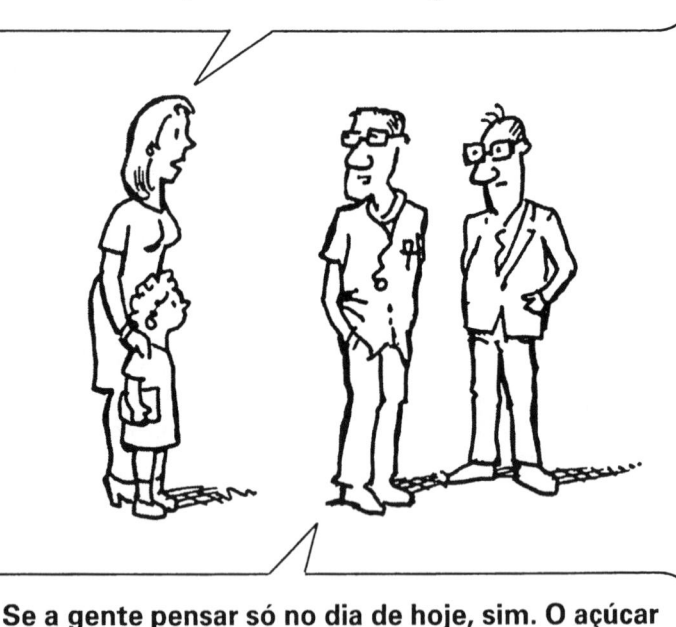

> Se a gente pensar só no dia de hoje, sim. O açúcar elevado, quando não chega à cetoacidose ou ao coma, pode parecer inofensivo, porque, às vezes, a pessoa fica até assintomática ou com sintomas leves. A longo prazo, entretanto, comprometerá outros setores do organismo, trazendo complicações secundárias como perda de visão, insuficiência renal, infartos, gangrenas. Realmente, o controle mais adequado, estrito, pode levar a ocorrências mais freqüentes de hipoglicemia.

Você tem de acreditar que o controle é o melhor para você

E fazer sua opção: uma vida mais longa e com menos complicações crônicas através de controle mais adequado ou preocupar-se menos hoje e assumir as conseqüências futuras (complicações secundárias decorrentes do diabetes mal controlado). Isso vale não só para os diabéticos que usam insulina ou comprimidos como também para os tratados apenas com dieta.

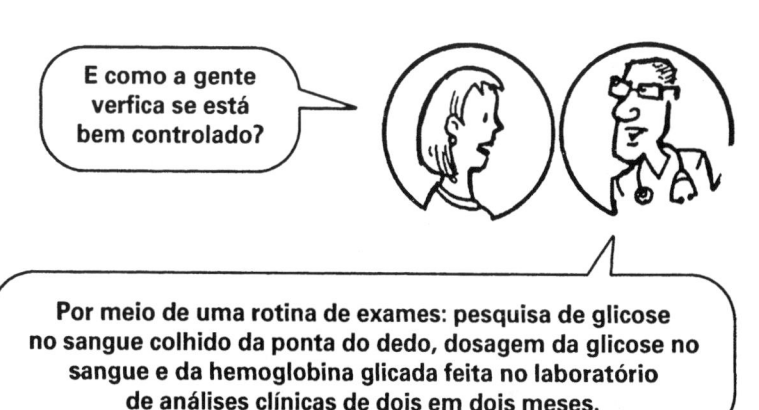

E como a gente verfica se está bem controlado?

Por meio de uma rotina de exames: pesquisa de glicose no sangue colhido da ponta do dedo, dosagem da glicose no sangue e da hemoglobina glicada feita no laboratório de análises clínicas de dois em dois meses.

Automonitorização da glicemia

Hoje, a automonitorização da glicemia é praticamente obrigatória para se conseguir controlar bem o diabetes.

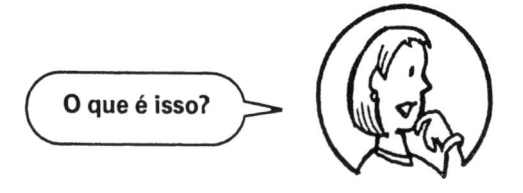

O que é isso?

Até pouco tempo, só era possível fazer a dosagem de glicose no sangue em laboratórios, colhendo o sangue da veia. Hoje já se pode fazê-la facilmente em casa.

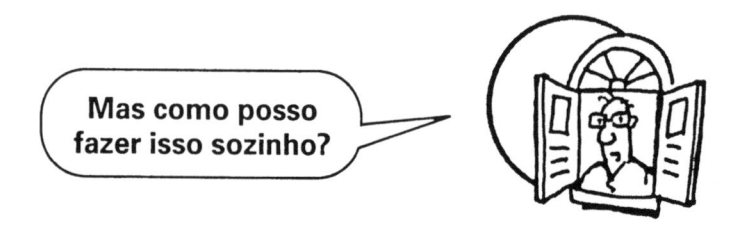

Mas como posso fazer isso sozinho?

Para isso é necessária apenas uma gota de sangue, obtida por meio da punção da extremidade de um dos dedos com uma lanceta. Essa operação pode levar, no máximo, um minuto, e já existem equipamentos que a realizam em apenas 20 segundos. Estão disponíveis no Brasil equipamentos muito bons, como o Advantage, o Precision e o Accu-chek.

É natural que, nas primeiras vezes, esse procedimento provoque certo temor ou mesmo nervosismo. A ponta dos dedos é mais sensível porque tem maior inervação. Utilize, portanto, os lados das pontas dos dedos; assim quase não haverá dor.

Existem aparelhos automáticos para puncionar o sangue do dedo, o que torna a picada praticamente indolor

Obter a gotinha de sangue torna-se uma rotina a mais no seu tratamento, e você aprende, por exemplo, que não é necessário perfurar profundamente seu dedo, basta um pequeno toque da agulha e o sangue aflora em quantidade suficiente. Muitas fitas, quando tocam o sangue, fazem uma espécie de sucção do líquido e até disparam o aparelho para iniciar a medida da glicose no sangue.

Quando o exame só era possível nos laboratórios, o resultado que obtínhamos refletia apenas aquele momento específico do nível de açúcar no sangue, no máximo uma vez por mês, como uma fotografia, registrava-se somente um momento das modificações da glicose no sangue que ocorrem muitas vezes no mesmo dia. Agora, com a facilidade dos aparelhos existentes, você pode realizar vários exames no mesmo dia, em casa ou em qualquer lugar, obtendo o registro de diferentes momentos de sua glicemia: avançamos da era da fotografia para a do cinema.

As dosagens devem ser feitas em diferentes horários do dia como rotina diária.

Todo diabético pode se beneficiar muito da prática regular da monitoração da glicemia. O ideal será fazê-la quatro vezes ao dia, o que, por inúmeras razões, pode não ser possível. Os diabéticos do tipo 1 devem fazer esse exame antes das refeições, para poder orientar a dose de insulina a ser administrada. Os diabéticos do tipo 2, de forma geral, devem fazê-lo algumas vezes após as refeições, para determinar o nível que a glicose atinge após a alimentação, que sem dúvida é muito mais elevado do que quando se faz após 12 horas de jejum ou quatro horas após a última refeição. Atualmente aprendemos a dar valor ao nível de glicose após as refeições (pós-prandiais). É considerado muito importante. As últimas pesquisas demonstraram que essas elevações, quando atingem cifras acima do normal, provocam alterações nas paredes dos vasos e, desse modo, influenciam muito o acúmulo de substâncias que formam trombos, que gradualmente vão aumentando até obstruírem as artérias.

Os benefícios da monitorização são muito grandes. Por meio dela seu médico ou você mesmo poderá:

- Aumentar ou reduzir a dose de insulina com mais precisão.

- Modificar o tipo da insulina que você usa.

- Trocar os comprimidos por outros que atuem melhor no seu caso.

- Acrescentar outros comprimidos.

- Modificar as doses dos comprimidos.

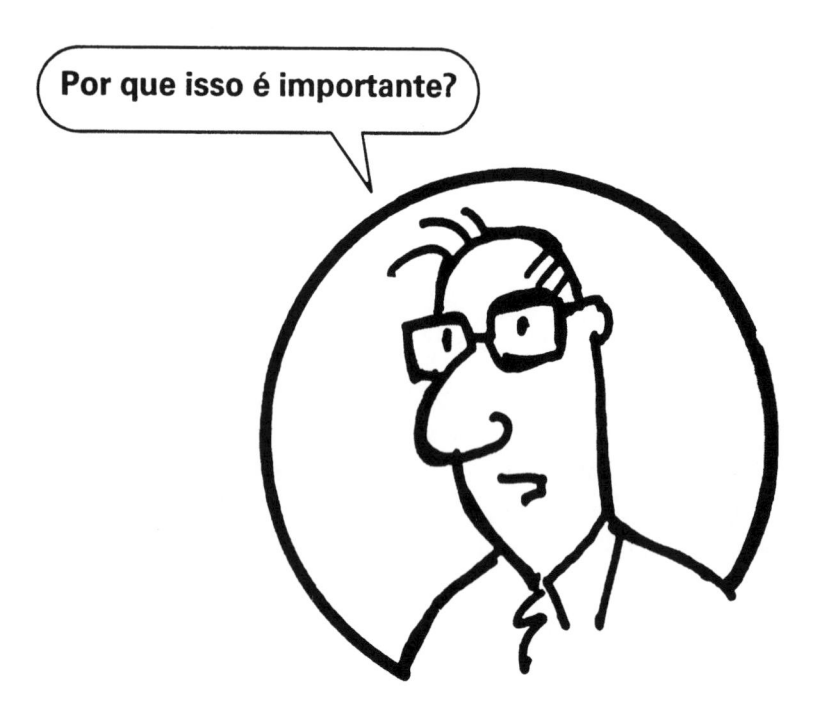

Por que isso é importante?

Se você usa uma dose estável de insulina ou de comprimidos, sempre estará usando mais ou menos do que precisa, porque as necessidades de insulina variam muito, dia a dia.

Na verdade, a intenção de conseguir imitar o pâncreas ainda não foi conseguida, mas se você ajustar sua dose com freqüência, ela se aproximará muito das suas necessidades.

Pesquisa de glicose no sangue

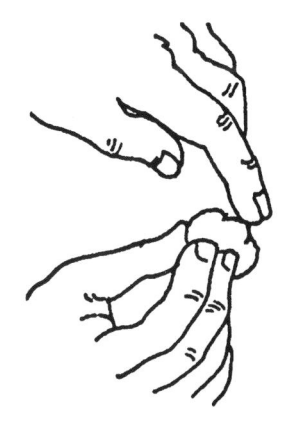

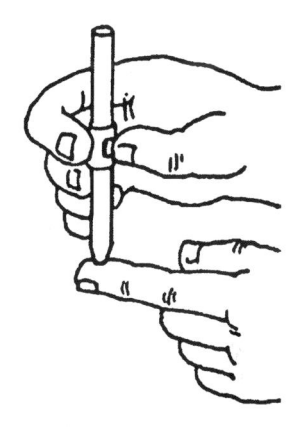

1. Limpar o local com álcool ou lavar com sabão.

2. Picar o dedo com o aparelho ou lanceta.

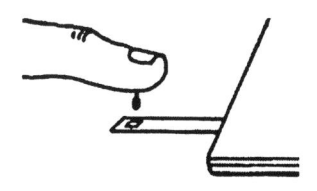

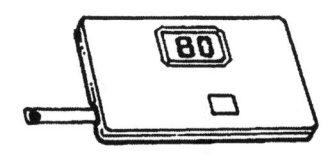

3. Colocar o sangue sobre a área reagente da fita.

4. Siga as instruções do seu equipamento.

Não se esqueça de, antes de iniciar o exame, fazer boa assepsia nas mãos.

Basta lavar bem as mãos com sabonete.

Se você usar água morna, estará facilitando a chegada do sangue às pontas dos dedos.

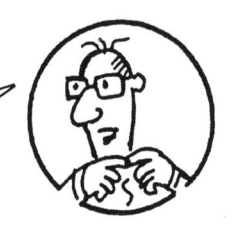

> **E as bombas de insulina?
> Se eu usá-las não precisarei
> mais fazer tudo isso?**

O uso de insulina através de bombas de infusão é uma tecnologia de ponta, que só recentemente obteve inteira aprovação da comunidade médica e dos diabéticos. Até pouco tempo se dizia que não eram mais vantajosas do que a aplicação de múltiplas doses de insulina.

Hoje se acredita que esta seja a melhor maneira disponível de mimetizar o organismo. Além disso, a própria evolução tecnológica dessas bombas injetoras de insulina aumentou muito sua segurança.

Outro aspecto importante é compreender melhor como o nosso organismo funciona e por que essa seria a maneira mais próxima de imitar seu funcionamento.

Em uma pessoa não-diabética, o fígado está permanentemente produzindo glicose e o pâncreas, em resposta, fabricando insulina (para não permitir que a glicose ultrapasse os níveis de normalidade). O fígado secreta permanentemente glicose e, permanentemente em resposta, ocorre secreção de insulina para a manutenção do equilíbrio.

É por isso que o indivíduo não-diabético pode acordar pela manhã, não comer nada e nada de anormal lhe acontecer. As secreções do fígado e do pâncreas se equilibram e o nível de glicose no sangue permanece normal. Entretanto, se comer, a glicose no sangue vai subir, mas em conseqüência o pâncreas aumentará a produção de insulina e, ao final de duas horas, os níveis sangüíneos estarão normalizados. O pâncreas atende a essa necessidade de maneira perfeita, como um computador, calculando exatamente a quantidade necessária de insulina para metabolizar a quantidade de alimentos ingeridos.

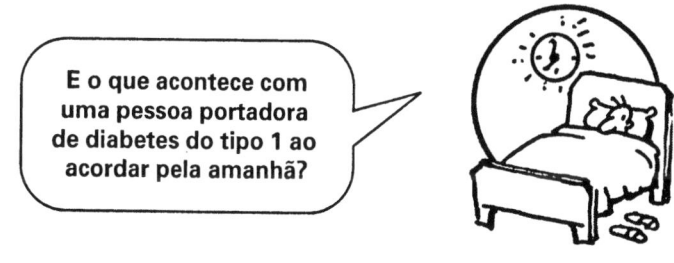

E o que acontece com uma pessoa portadora de diabetes do tipo 1 ao acordar pela amanhã?

Mesmo que não coma nada, o seu fígado continuará produzindo glicose, e se não aplicar insulina, a glicose no sangue aumentará. Se resolver comer e não injetar insulina, as coisas se complicarão mais ainda, porque a glicose sobe mais e mais rapidamente, o que explica a necessidade de o diabético manter permanente vigilância sobre a hora das refeições e as aplicações de insulina.

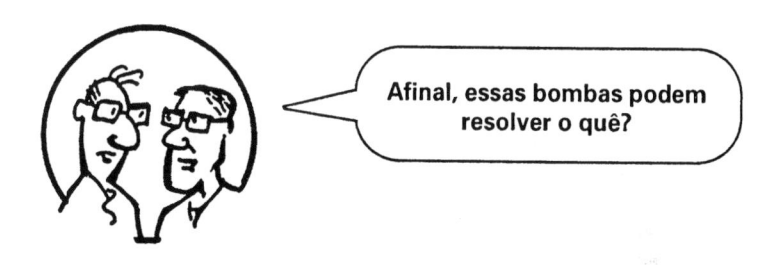

Afinal, essas bombas podem resolver o quê?

As bombas infusoras de insulina não são um pâncreas artificial, isto é, não têm a capacidade de avaliar quanto de insulina um indivíduo necessita a cada momento.

Funciona assim: a bomba fica conectada ao tecido subcutâneo, como se você estivesse aplicando insulina de ação rápida o tempo todo, isto é, 24 horas por dia. Essa infusão é previamente calculada, de acordo com um ritmo preestabelecido, de forma a atender às necessidades básicas de insulina que o pâncreas deveria produzir para compensar a glicose produzida pelo fígado. Assim, você só vai necessitar de mais insulina quando ingerir alimentos.

Para isso, você deve aprender a calcular quantos gramas de carboidratos há na refeição que vai ingerir e informar à bomba o quanto deve infundir. E você faz isso apenas apertando botões. Assim, ela aumentará a quantidade infundida antes de você comer. Ao final de duas horas, como acontece nos indivíduos não-diabéticos, a glicose voltará ao nível normal.

Esses aparelhos muito se parecem – no tamanho e na forma – com um pequeno telefone celular, mas precisam ficar instalados 24 horas ao dia.

No interior das bombas infusoras existe uma espécie de seringa contendo insulina de ação ultra-rápida. A bomba deverá ser programada para que o êmbolo dessa seringa vá sendo empurrado vagarosamente, de acordo com o ritmo pré-programado. Esses equipamentos são conectados por meio de um cateter, que, na ponta, tem uma agulha de material maleável para que você possa fazer seus movimentos sem qualquer problema. A agulha é afixada no tecido subcutâneo e deve ser trocada de acordo com as instruções do seu médico.

É você que instala e retira esse cateter quando desejar, como se fosse uma aplicação de insulina, com a diferença de que ela permanece presa no tecido subcutâneo e você não precisa fazer isso todos os dias.

Se necessitar, por exemplo, fazer um exercício que favoreça o corpo a corpo, como o futebol, você poderá retirá-la e, quando acabar, recolocá-la, sem que seja necessário realizar uma nova punção.

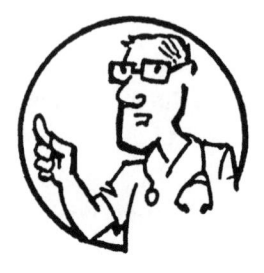

Como você vê, não são todas as pessoas que podem ou devem usar esses equipamentos, existem indicações.

Os candidatos ao uso são, em primeiro lugar, os que não conseguem normalizar a glicemia com múltiplas doses de insulina, os que apresentam hipoglicemias recorrentes, os que tenham sido internados várias vezes e os que queiram melhorar sua qualidade de vida liberando-se do rigor dos horários da alimentação.

Mas não basta querer, é preciso que o candidato preencha certas condições, como:

- monitorar a glicemia e anotar, no mínimo, quatro vezes ao dia;
- ter responsabilidade e estabilidade psicológica;
- ter desejo real de colaborar.

Os benefícios que poderá obter são:

- melhorar o controle do diabetes;
- menor variação nas glicemias;
- hipoglicemias menos freqüentes e menos graves;
- mais flexibilidade de horários e, com isso, a normalização do estilo de vida e a sensação de bem-estar.

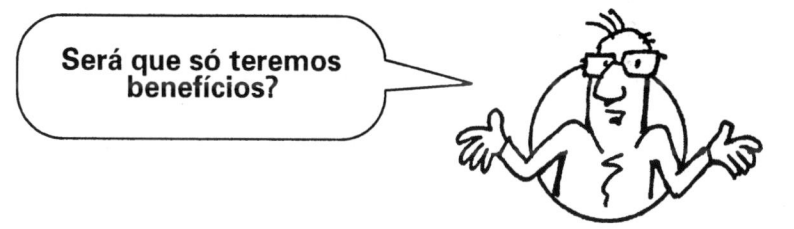

Será que só teremos benefícios?

É claro que não, todo procedimento médico tem que ser feito com atenção e cuidado, e todos podem ter algum tipo de problema, vejamos:

- As bombas ainda custam caro, e também há os custos de manutenção.

Os outros problemas são raros, mas devemos sempre tê-los em mente e saber o que fazer em cada circunstância:

- o cateter pode obstruir e você só vai saber que aconteceu se estiver praticando a automonitorização regularmente;
- a interrupção pode levar à hiperglicemia e, potencialmente, à cetoacidose;
- reações no local onde a agulha fica inserida.

Resta aprender sobre o terceiro tipo de exame: o da hemoglobina glicada, muito importante como informação sobre o controle acumulado da glicemia.

Poxa, mais outro para eu fazer?

Não, nada disso. Esse é um exame feito nos laboratórios, e somente de tempos em tempos, quando o médico solicitar.

E para que serve?

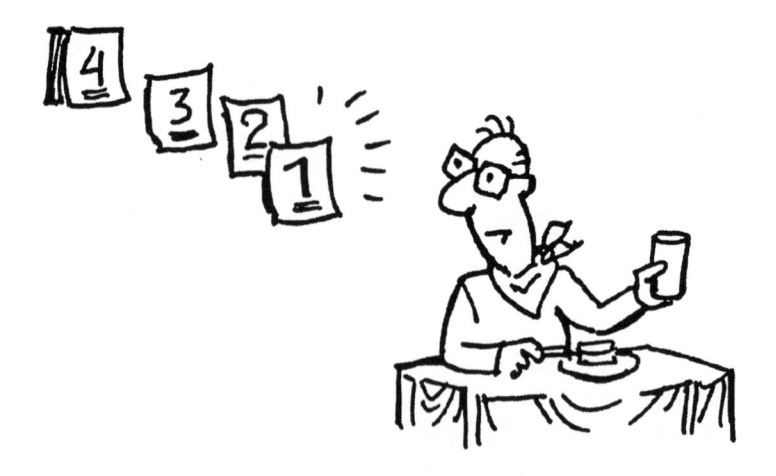

É muito comum as pessoas que, rotineiramente, necessitam ir ao médico, como é o caso do diabético, à medida que o dia da consulta se aproxima, começarem a se preocupar mais com o seu controle. Elas se lembram mais de fazer os exames, os ajustes de insulina, seguir a dieta, porque o encontro com o médico torna-se um referencial. Então, acontece muito de, se a consulta é de dois em dois meses, por exemplo, e durante 50 dias o diabético não seguir a orientação do seu médico, nos últimos dez ir aumentando o rigor com relação ao tratamento. Em muitos casos, no dia da consulta os exames apresentam-se normais, enquanto nos outros dias – a maior parte do tempo – o controle pode ter oscilado muito. Quer dizer, o médico vê você muito bem naquele dia, mas o mal que o descontrole anterior causou já aconteceu.

Esse exame, da hemoglobina glicada, vai refletir a situação média do seu controle num período acumulado de cerca de 45 a 60 dias. Seria, mais ou menos, a média de umas 300 glicemias. Com isso, seu médico terá uma boa informação de como se comportou sua glicemia nos últimos 45 a 60 dias. Seu objetivo deve ser o de ter a hemoglobina glicada normal.

Trocando em miúdos: se isso acontecer, parabéns! É sinal de que o seu controle diário, que é o fundamental, foi perfeito.

Para acompanhar a situação do controle, é muito bom que os resultados das glicemias sejam anotados diariamente, fornecendo um quadro completo do seu tratamento. Esses dados são muito importantes para você e para o seu médico, porque é por meio da sua análise que será possível, com maior segurança, verificar a necessidade de se fazer ajustes nas doses, mudar a insulina ou associar outros tipos e, sobretudo, permitir que você faça seus próprios ajustes em casa, sozinho, sob orientação do seu médico.

Aí vai um dos nossos modelos:

Dr. Leão Zagury
Clínica de diabetes

Data	Dose de insulina		Glicemia		Dose de Insulina		Glicemia		Dose de Insulina		Glicemia		Dose de Insulina		Glicemia		Observações
	N	R	Antes café	Após café	N	R	Antes almoço	Após almoço	N	R	Antes jantar	Após jantar	N	R	Antes ceia	Após ceia	

Acabou?

Quase... falta só uma coisinha! Se os seus exames de sangue apresentarem resultados elevados e você sentir aqueles sintomas de açúcar alto, lembra?...

Muita sede, muita fome, muito xixi...

E, principalmente, náuseas, vômitos ou dor abdominal... Então, será importante pesquisar cetona na urina, para saber se há perigo iminente de coma diabético.

Existem métodos sob a forma de fitas reagentes, as quais, em reação com a urina, provocam o aparecimento da cor lilás, ou roxa, na presença de cetona. Quanto mais intensa a cor, maior quantidade de cetona na urina. A interpretação do resultado é feita comparando-se a cor obtida com a escala apresentada na embalagem do produto.

Se o resultado do exame de cetona na urina for positivo, procure o seu médico imediatamente.

Comunique-se com o seu médico quando você:
- Vomitar muito
- Tiver cetona na urina
- Tiver febre
- Sentir alguma dor forte, persistente

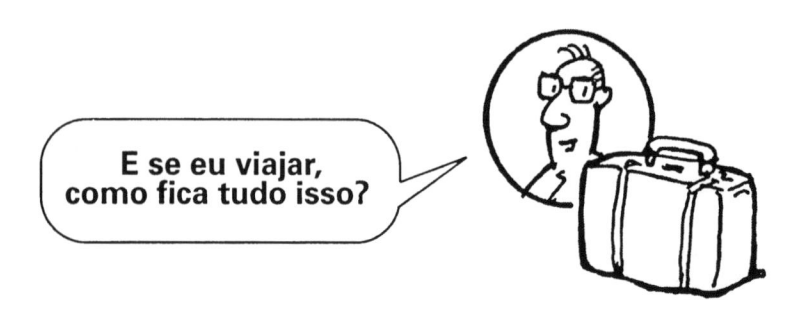

E se eu viajar, como fica tudo isso?

Claro que você pode viajar, do mesmo modo que qualquer pessoa, mas precisa ter alguns cuidados, como, por exemplo:

- Fazer uma programação, não se esquecendo de que você é diabético e que tem necessidades próprias.
- Fazer provisão de insulina e/ou comprimidos, seringas, medidor de glicose, lancetas, glucagon e açúcar para os casos de hipoglicemia, considerando o tempo de permanência fora de sua cidade.
- Localizar hospitais ou médicos habituados a lidar com diabéticos.
- Tomar as vacinas indicadas; não existe qualquer razão para o diabético deixar de se beneficiar delas, exatamente como todas as pessoas.
- Levar sempre seu cartão de identificação, de preferência na língua do país que vai visitar ou em inglês, o idioma mais conhecido internacionalmente.
- Levar uma declaração do seu médico dizendo que você necessita aplicar insulina diariamente, e por isso transporta seringas. Nos dias de hoje acredito que não será demais; você pode precisar esclarecer que não é usuário de drogas.
- É fundamental que você leve tudo na sua bagagem de mão: suas insulinas, seringa, glucagon, açúcar, aparelho para medir sua glicemia e tudo de que necessita para o seu cuidado. Até o equipamento extra deve ser mantido com você.

Imagine se a sua bagagem se extraviar! Em nenhuma hipótese permita que qualquer pessoa, sob qualquer pretexto, guarde-a, mesmo que prometa cuidar bem e entregá-la quando necessitar.

Se você for acompanhado(a), seria muito bom saber se o(a) seu(sua) companheiro(a) sabe que você é diabético e se saberia agir em uma eventual necessidade.

É fundamental que saiba onde você transporta seu açúcar para os casos de hipoglicemia.

Seria útil se soubesse também a quem recorrer nos casos de emergência, como, por exemplo, os telefones do seu seguro de viagem. Se possível, instrua seu(sua) companheiro(a) como aplicar insulina! Podem ocorrer acidentes que o impeçam de usar as mãos, como uma fratura no braço, por exemplo, ou para o caso da necessidade de uma aplicação de glucagon.

Se a viagem for de automóvel, leve sempre um lanche para ocasiões não-previstas e que provoquem atraso ou a impossibilidade de fazer uma refeição.

Se for você dirigir, a cada período de duas horas meça sua glicemia. Se isso não for possível, coma uma pequena porção de alimentos com carboidratos (cerca de 15 gramas). Isso deve ser suficiente para evitar hipoglicemias ao volante.

Se viajar de avião, deve fazer a tripulação saber de suas necessidades como diabético.

Conservação da insulina

A insulina permanecerá com a sua atividade intacta por cerca de 30 dias se for mantida à temperatura de 25 graus Celsius. Em locais com temperatura muito elevada, você deve providenciar refrigeração, mas não a coloque no *freezer*, pois, se congelar, ficará inútil.

Essas medidas, no entanto, referem-se apenas ao suprimento de reserva.

Se você está viajando de carro, lembre-se de que o porta-luvas não é um bom lugar, especialmente se o carro permanecer ao sol, porque a insulina se deteriora rapidamente.

Leve o suprimento acondicionado em uma bolsa apropriada, com gelo.

As insulinas estão disponíveis em todos os países, mas é bom lembrar que existem diferentes concentrações e que as suas seringas só lhe servirão com o devido ajuste, o que pode ser complicado.

Atenção!!!

Você já pensou que quando se faz uma viagem prolongada, indo-se para o oeste, o dia fica mais longo por causa do fuso horário e, no sentido contrário, isto é, se se viaja para o leste, o dia encurta? Isso pode significar que terá de fazer ajustes na dose diária de insulina.

Como a grande maioria dos diabéticos não usa apenas uma dose de insulina, vamos ver como fazer para quem usa, por exemplo, duas doses. Trata-se apenas de uma sugestão. Não deixe de se orientar com o seu médico sobre esse aspecto.

Se você vai para o leste
(do Brasil para a Europa, por exemplo)

Como já vimos, o dia fica mais curto e, nesse caso, você deve aplicar sua dose habitual de insulina pela manhã e reduzir em cerca de 10% a dose noturna.

E se você vai para o oeste
(da Europa para o Brasil, por exemplo)

Nesse caso, o dia fica mais longo. No dia da viagem, aplique sua dose matinal normal e, sem alterar seu relógio, isto é, mantendo já no avião o horário europeu, aplique a dose noturna 12 horas após a da manhã. A partir daí, aplique insulina de ação rápida antes das refeições, de acordo com a orientação do seu médico.

Nesta conversa você não aprendeu tudo sobre o diabetes, mas aprendeu o mais importante: somente um bom controle da glicose lhe permitirá viver bem

Visitas regulares ao seu médico são muito importantes porque, apesar de toda a independência que você vai adquirir no tratamento, esses contatos permitirão revisões da sua situação geral, ajudarão a esclarecer dúvidas que surjam nos intervalos entre uma consulta e outra e, ainda, por meio de exames periódicos, complicações poderão ser prevenidas ou tratadas logo no início.

Por fim, você deve continuar se instruindo, aprendendo sobre o diabetes, para aperfeiçoar cada vez mais o seu controle e beneficiar-se das novas descobertas e dos progressos no tratamento.

A seguir você encontrará respostas para as dúvidas mais freqüentes que os diabéticos costumam ter. Consulte-as quando do precisar.

Esclareça as suas dúvidas

Perguntas mais freqüentes

1. Posso tomar refrigerantes?
Não como rotina. Os refrigerantes comuns contêm açúcar em grande quantidade (cerca de 12%). Ressalvem-se os momentos de hipoglicemia, em que, justamente pela alta concentração de açúcar, podem ser utilizados. Os refrigerantes dietéticos podem ser usados à vontade pelos diabéticos. Se você faz dieta por contagem de carboidratos e sabe calcular a dose de insulina necessária, não vejo problemas no uso.

2. Nem água tônica, que é amarga?
A água tônica comum tem quase tanto açúcar quanto qualquer outro refrigerante. O amargo é proveniente do quinino, e não da falta de açúcar. Você poderá usar a água tônica dietética ou contar os carboidratos e aplicar a dose de insulina correspondente.

3. Eu gosto muito de chope, posso tomá-lo?
De vez em quando, sim, porém não em grande quantidade, e lembrando sempre que será em substituição a algum outro alimento, de forma a não alterar o valor energético total de sua dieta. O mesmo se dá com relação a outras bebidas alcoólicas isentas de açúcar, como uísque, cachaça, vodca, gim e vinhos verdes e secos. Os licores e os vinhos doces só podem ser consumidos sob orientação médica.
Saiba que o álcool pode provocar hipoglicemia e por isso só deve ser utilizado em pequenas doses e socialmente, vez por outra. E, nesses momentos, não esqueça jamais

que, mesmo em pequenas quantidades, pode provocar certa confusão mental, o que prejudica a percepção, dificultando a identificação dos primeiros sintomas de uma hipoglicemia.

4. Os adoçantes artificiais podem causar câncer?

Nas doses que normalmente utilizamos, não. Nas pesquisas que levaram a essa dúvida utilizaram-se doses diárias elevadíssimas em ratos (a dose foi 500 vezes maior do que a dose diária recomendável para o homem). Os diabéticos vêm utilizando regularmente, de forma liberal, os adoçantes artificiais há cerca de um século, e não existem evidências científicas de maior incidência de câncer nesse grupo.

5. Os alimentos dietéticos são bons para o diabético?

Os alimentos dietéticos podem ser utilizados, mas não precisam sê-lo, porque os diabéticos não necessitam de produtos especiais na alimentação. Nem todos os produtos dietéticos são próprios para os diabéticos. Muitos deles apenas reduzem o número de calorias; outros, como alguns sorvetes dietéticos, por exemplo, retiram o açúcar, mas aumentam as gorduras, elevando, portanto, o número de calorias e tornando-os não-recomendáveis para os diabéticos com excesso de peso.

Por outro lado, é muito bom que os diabéticos se acostumem a ler os rótulos dos produtos que compram. Muitos deles, embora considerados comida *de sal*, contêm alto teor de açúcar.

6. A dieta vegetariana é melhor para o diabético?

Dentro da dieta vegetariana existem linhas diferentes, que vão desde as que utilizam apenas vegetais às que suprimem apenas as carnes vermelhas. Na alimentação de qualquer pessoa é importante a presença de proteínas (especialmente os aminoácidos essenciais), carboidratos, gorduras, vitaminas e sais minerais em diferentes proporções. Se a dieta vegetariana eliminar a proteína de origem animal, mas a substituir por outra, como a de soja, por exemplo, em quantidade suficiente, não há contra-indicação ao seu uso. O mesmo ocorre com as dietas macrobiótica e natural.

7. O chá de jamelão baixa a glicemia?

Não existem estudos científicos que comprovem essa afirmativa, mas se você se decidir a tomá-lo, não deixe de fazer sua dieta nem de tomar os comprimidos ou a insulina. E, principalmente, não esconda esse fato do seu médico. O mesmo podemos dizer de outras plantas ditas medicinais, como os chás do cajueiro, de carqueja, de pedra-ume-caá, etc.

8. Sendo diabético, posso comer fora, em restaurantes?

Pode, sim. A partir do momento em que você aprende a fazer sua dieta corretamente, está capacitado a comer em restaurantes, fazendo as substituições devidas. É importante, porém, informar-se sempre sobre os ingredientes de pratos desconhecidos ou com molhos sofisticados (podem conter açúcar ou alterar o valor energético da sua dieta). Se você utiliza a dieta por contagem de carboidratos, não há problema.

9. Como proceder nas festas de aniversário?

É muito importante não excluir a criança diabética do convívio social normal e, principalmente, evitar que ela seja estigmatizada ou que se sinta diferente das demais. Por isso, nas festinhas, deve-se orientá-la a dar preferência aos salgadinhos, evitando a ingestão de doces ou balas. Um cuidado a ser tomado é o de, após esses eventos, fazer um teste de sangue e, se necessário, administrar uma dose extra de insulina de ação ultra-rápida ou R. O mesmo procedimento deve ser adotado pelos adultos. Caso a criança e/ou a família esteja usando a dieta por contagem de carboidratos, os doces podem ser ingeridos. No entanto recomendo a meus pacientes que aprendam a consumir o mínimo de doces, mesmo quando realizam a contagem de carboidratos.

10. Se ocorrer atraso em uma das refeições, o que deve ser feito?

No caso de diabéticos controlados apenas com dieta não há problema algum. Se utilizar hipoglicemiantes orais ou insulina, atrasos de até meia hora são perfeitamente aceitáveis. Se o tempo for maior, deve ser ingerido qualquer alimento com cerca de 20g de carboidratos (uma laranja, por exemplo), de forma a prevenir possíveis hipoglicemias.

11. Posso usar qualquer remédio contra outras doenças, como a gripe?

Os remédios contra as gripes costumam alertar em suas bulas que não são recomendáveis para diabéticos, o que está ligado ao fato de apresentarem uma ação adrenérgica, que tende a aumentar a glicemia. Entretanto, isso ocorre muito discretamente, e nem sempre se verifica.

O diabético pode usar quase todos os remédios, sem problemas.

Como regra geral, as pessoas devem evitar a automedicação, especialmente os diabéticos. A cortisona, a adrenalina, os diuréticos, as aspirinas, os betabloqueadores e os anticoagulantes tendem a alterar a glicemia. Só devem ser usados sob orientação médica.

12. A acupuntura pode ajudar no tratamento do diabetes?

A acupuntura vem ganhando, ultimamente, muitos adeptos no Brasil. Para os diabéticos pode ser útil apenas no alívio das dores, nas neuropatias e para determinados casos sob orientação médica. Como substituto do tratamento clássico (dieta, insulina, comprimidos, exercícios, etc.), entretanto, pode ser perigosa e deve ser evitada.

13. E a homeopatia?
Até o presente momento não existem evidências nem trabalhos científicos que atestem sua validade no tratamento do diabetes. Portanto, se a utilização da homeopatia implicar o abandono do tratamento clássico, pode ser até perigosa.

14. É verdade que os cortes, machucados ou feridas em diabéticos não cicatrizam?
Quando o diabetes está descompensado, realmente existe maior dificuldade de cicatrização. Fazendo um controle adequado e a glicemia voltando ao normal, a cicatrização pode se realizar perfeitamente. No caso de cirurgias, o diabético poderá submeter-se a elas, desde que seja convenientemente controlado.

15. As infecções são mais perigosas para os diabéticos?
Se o diabetes estiver controlado, as infecções se curam como em qualquer pessoa – hoje existem antibióticos muito potentes e variados. As infecções só vão constituir problema maior para os diabéticos que apresentem deficiências circulatórias, principalmente nos pés e nas pernas, e que sofram alguma contusão, com posterior infecção nessas áreas. Alguns estudos indicam que as defesas orgânicas contra as infecções nos diabéticos mal controlados parecem estar diminuídas, o que facilitaria sua instalação com mais freqüência do que nos diabéticos bem controlados. Por outro lado, qualquer infecção eleva o nível da glicose no sangue.

16. A mulher diabética pode usar pílulas anticoncepcionais?
As mulheres diabéticas podem usar as mesmas medidas anticoncepcionais que as não-diabéticas, e as contra-indicações das pílulas são válidas também para elas. A contracepção deve ser discutida com o seu ginecologista e com o endocrinologista.

17. O diabetes causa impotência?
A impotência é uma complicação que pode ocorrer. A melhor forma de tentar evitar esse problema é por meio do controle sistemático, assumido desde o início do tratamento do diabetes.
Caso o problema já exista, temos hoje várias possibilidades de solução: medicamentos por via oral, injeções locais e até próteses.

18. A mulher diabética pode ter filhos?
Pode. Porém, quando uma mulher diabética decide ter um filho, antes de engravidar deve iniciar um processo minucioso e contínuo de tratamento, de forma a manter sua glicemia controlada. Isso irá influenciar positivamente todo o desenvolvimento da gravidez.
Estando grávida, há maiores dificuldades. Por isso mesmo, nessa ocasião, o controle torna-se ainda mais importante para evitar problemas com o feto. É fundamental a participação regular e sistemática da gestante nesse processo, pela utilização da insulina, de dieta e de teste de sangue. É necessário, ainda, que haja uma interação permanente entre a gestante e o médico.

19. Por que os médicos se preocupam tanto com os pés do diabético?
Os pés são freqüentemente sujeitos a pisões, topadas, calosidades, unhas encravadas, micoses, frieiras, etc. Nos

diabéticos, especialmente nos que já apresentam algum grau de comprometimento vascular ou perda de sensibilidade (por neuropatia), esses pequenos problemas podem dar origem a infecções que, se não combatidas de imediato, trazem complicações bem mais sérias. Por isso a preocupação com a saúde dos pés deve levar o diabético à seguinte rotina:

1. examinar cuidadosamente os pés, todos os dias;
2. lavar os pés diariamente com sabonete e enxugá-los com cuidado, inclusive entre os dedos;
3. usar talco anti-séptico para os pés;
4. cortar as unhas dos pés com muito cuidado, não muito rentes, para evitar que encravem;
5. usar sempre sapatos bem ajustados e macios (nem apertados nem folgados);
6. não cortar os calos: lixá-los diariamente com lixa fina;
7. em caso de pequenos ferimentos, evitar o uso de iodo ou mertiolate; lavar a área afetada com bastante água e sabão de coco, secar bem e aplicar água oxigenada;
8. qualquer alteração observada é motivo para você procurar o seu médico.

Saúde para todos

Leão Zagury

Os autores

Leão Zagury

Presidente da Sociedade Brasileira de Diabetes (SBD); fundador da SBD; ex-vice-presidente da Sociedade Brasileira de Endocrinologia e Metabologia (SBEM); ex-chefe do Serviço de Diabetes do Instituto Estadual de Diabetes e Endocrinologia Luiz Capriglione (IEDE), no Rio de Janeiro; mestre em Endocrinologia; professor do curso de pós-graduação da Pontifícia Universidade Católica (PUC-RJ); membro honorário da Sociedade Argentina de Diabetes; membro da Academia de Medicina do Rio de Janeiro. Recebeu o Prêmio Francisco Arduíno, concedido pela SBD, por relevantes serviços prestados à educação de diabéticos no Brasil.

Tania Zagury

Filósofa; escritora, com 13 livros publicados; mestre em educação; professora-adjunta da Universidade Federal do Rio de Janeiro (UFRJ); conferencista e articulista de vários *sites* e revistas de educação.

Jorge Guidacci

Cartunista; ilustrador; projetista gráfico; professor de ilustração e pintura do Serviço Nacional de Aprendizagem Comercial (SENAC). Trabalha para revistas, jornais e agências de publicidade.

Visite a *home page*:
www.editorabestseller.com.br

Você pode adquirir os títulos da Editora Best*Seller*
por Reembolso Postal e se cadastrar para
receber nossos informativos de lançamentos
e promoções. Entre em contato conosco:

mdireto@record.com.br

Tel.: (21) 2585-2002
Fax: (21) 2585-2085
De segunda a sexta-feira,
das 8h30 às 18h.

Caixa Postal 23.052
Rio de Janeiro, RJ
CEP 20922-970

Válido somente no Brasil.

Este livro foi impresso no
Sistema Digital Instant Duplex da Divisão Gráfica da
DISTRIBUIDORA RECORD DE SERVIÇOS DE IMPRENSA S.A.
Rua Argentina, 171 - Rio de Janeiro/RJ - Tel.: (21) 2585-2000